U0273836

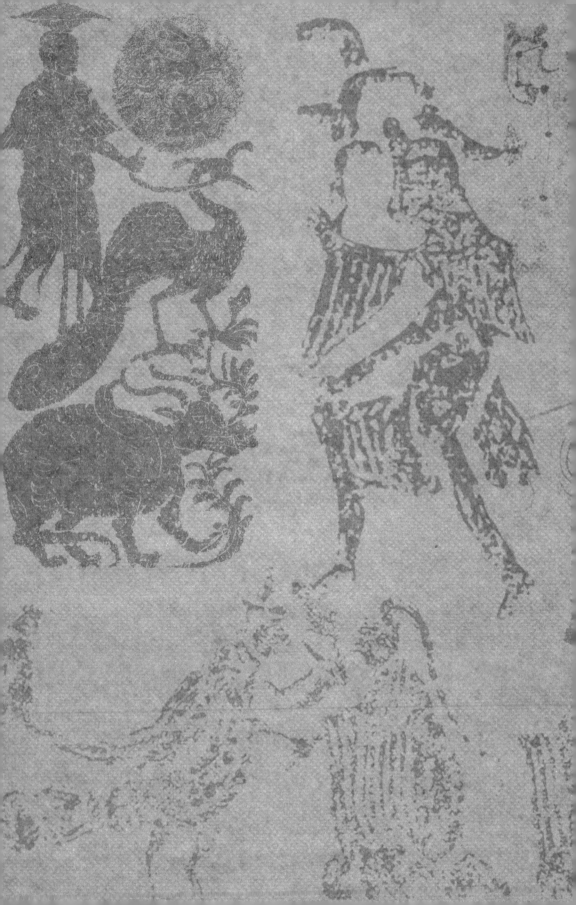

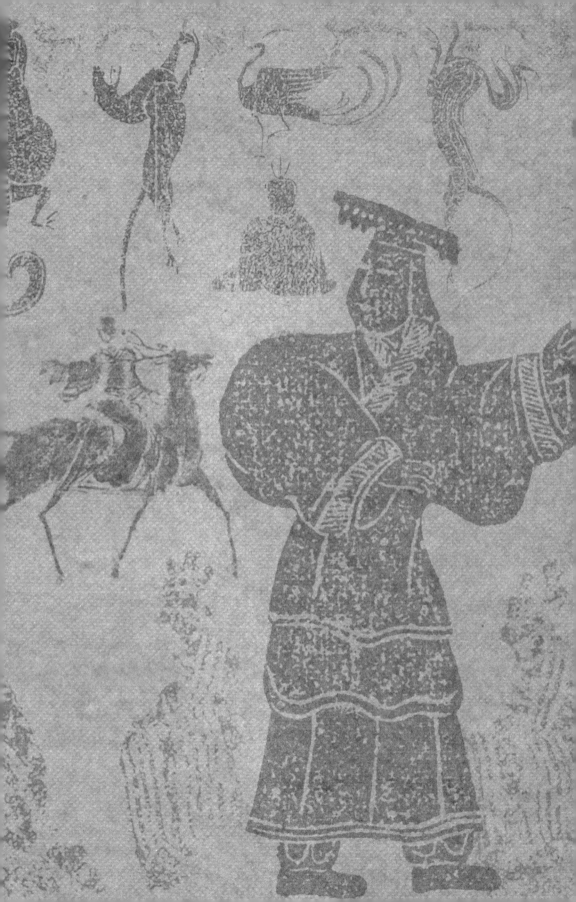

中国古医籍整理丛书

卫 生 编

清·石文焴 辑

晏婷婷 沈 健 校注

中国中医药出版社
·北 京·

图书在版编目（CIP）数据

卫生编／（清）石文爌辑；晏婷婷，沈健校注．—北京：中国中医药出版社，2015.12

（中国古医籍整理丛书）

ISBN 978 - 7 - 5132 - 2824 - 4

Ⅰ.①卫⋯　Ⅱ.①石⋯　②晏⋯　③沈⋯　Ⅲ.①中国医药学—古籍—汇编—中国—清代　Ⅳ.①R2 - 52

中国版本图书馆 CIP 数据核字（2015）第 257938 号

中 国 中 医 药 出 版 社 出 版
北京市朝阳区北三环东路 28 号易亨大厦 16 层
邮政编码　100013
传真　010 64405750
三河市鑫金马印装有限公司印刷
各地新华书店经销

＊

开本 710×1000　1/16　印张 7.5　字数 37 千字
2015 年 12 月第 1 版　2015 年 12 月第 1 次印刷
书　号　ISBN 978 - 7 - 5132 - 2824 - 4

＊

定价　25.00 元
网址　www.cptcm.com

国家中医药管理局
中医药古籍保护与利用能力建设项目
组织工作委员会

主 任 委 员 王国强

副 主 任 委 员 王志勇　李大宁

执 行 主 任 委 员 曹洪欣　苏钢强　王国辰　欧阳兵

执行副主任委员 李　昱　武　东　李秀明　张成博

委　　　　员

各省市项目组分管领导和主要专家

（山东省）武继彪　欧阳兵　张成博　贾青顺

（江苏省）吴勉华　周仲瑛　段金廒　胡　烈

（上海市）张怀琼　季　光　严世芸　段逸山

（福建省）阮诗玮　陈立典　李灿东　纪立金

（浙江省）徐伟伟　范永升　柴可群　盛增秀

（陕西省）黄立勋　呼　燕　魏少阳　苏荣彪

（河南省）夏祖昌　刘文第　韩新峰　许敬生

（辽宁省）杨关林　康廷国　石　岩　李德新

（四川省）杨殿兴　梁繁荣　余曙光　张　毅

各项目组负责人

王振国（山东省）　王旭东（江苏省）　张如青（上海市）

李灿东（福建省）　陈勇毅（浙江省）　焦振廉（陕西省）

蔡永敏（河南省）　鞠宝兆（辽宁省）　和中浚（四川省）

项目专家组

顾　问	马继兴　张灿玾　李经纬
组　长	余瀛鳌

成　员　李致忠　钱超尘　段逸山　严世芸　鲁兆麟
　　　　　郑金生　林端宜　欧阳兵　高文柱　柳长华
　　　　　王振国　王旭东　崔　蒙　严季澜　黄龙祥
　　　　　陈勇毅　张志清

项目办公室（组织工作委员会办公室）

主　任　王振国　王思成

副主任　王振宇　刘群峰　陈榕虎　杨振宁　朱毓梅
　　　　　刘更生　华中健

成　员　陈丽娜　邱　岳　王　庆　王　鹏　王春燕
　　　　　郭瑞华　宋咏梅　周　扬　范　磊　张永泰
　　　　　罗海鹰　王　爽　王　捷　贺晓路　熊智波

秘　书　张丰聪

前　言

中医药古籍是传承中华优秀文化的重要载体，也是中医学传承数千年的知识宝库，凝聚着中华民族特有的精神价值、思维方法、生命理论和医疗经验，不仅对于传承中医学术具有重要的历史价值，更是现代中医药科技创新和学术进步的源头和根基。保护和利用好中医药古籍，是弘扬中国优秀传统文化、传承中医学术的必由之路，事关中医药事业发展全局。

1949 年以来，在政府的大力支持和推动下，开展了系统的中医药古籍整理研究。1958 年，国务院科学规划委员会古籍整理出版规划小组在北京成立，负责指导全国的古籍整理出版工作。1982 年，国务院古籍整理出版规划小组召开全国古籍整理出版规划会议，制定了《古籍整理出版规划（1982—1990）》，卫生部先后下达了两批 200 余种中医古籍整理任务，掀起了中医古籍整理研究的新高潮，对中医文化与学术的弘扬、传承和发展，发挥了极其重要的作用，产生了不可估量的深远影响。

2007 年《国务院办公厅关于进一步加强古籍保护工作的意见》明确提出进一步加强古籍整理、出版和研究利用，以及

"保护为主、抢救第一、合理利用、加强管理"的方针。2009年《国务院关于扶持和促进中医药事业发展的若干意见》指出，要"开展中医药古籍普查登记，建立综合信息数据库和珍贵古籍名录，加强整理、出版、研究和利用"。《中医药创新发展规划纲要（2006—2020)》强调继承与创新并重，推动中医药传承与创新发展。

2003～2010年，国家财政多次立项支持中国中医科学院开展针对性中医药古籍抢救保护工作，在中国中医科学院图书馆设立全国唯一的行业古籍保护中心，影印抢救濒危珍本、孤本中医古籍1640余种；整理发布《中国中医古籍总目》；遴选351种孤本收入《中医古籍孤本大全》影印出版；开展了海外中医古籍目录调研和孤本回归工作，收集了11个国家和2个地区137个图书馆的240余种书目，基本摸清流失海外的中医古籍现状，确定国内失传的中医药古籍共有220种，复制出版海外所藏中医药古籍133种。2010年，国家财政部、国家中医药管理局设立"中医药古籍保护与利用能力建设项目"，资助整理400余种中医药古籍，并着眼于加强中医药古籍保护和研究机构建设，培养中医古籍整理研究的后备人才，全面提高中医药古籍保护与利用能力。

在此，国家中医药管理局成立了中医药古籍保护和利用专家组和项目办公室，专家组负责项目指导、咨询、质量把关，项目办公室负责实施过程的统筹协调。专家组成员对古籍整理研究具有丰富的经验，有的专家从事古籍整理研究长达70余年，深知中医药古籍整理研究的重要性、艰巨性与复杂性，履行职责认真务实。专家组从书目确定、版本选择、点校、注释等各方面，为项目实施提供了强有力的专业指导。老一辈专家的学术水平和智慧，是项目成功的重要保证。项目承担单位山东中医药大学、南京中医药大学、上海中医药大学、福建中医药大学、浙江省中医药研究院、陕西省中医药研究院、河南省中医药研究院、辽宁中医药大学、成都中医药大学及所在省市中医药管理部门精心组织，充分发挥区域间互补协作的优势，并得到承担项目出版工作的中国中医药出版社大力配合，全面推进中医药古籍保护与利用网络体系的构建和人才队伍建设，使一批有志于中医学术传承与古籍整理工作的人才凝聚在一起，研究队伍日益壮大，研究水平不断提高。

本着"抢救、保护、发掘、利用"的理念，该项目重点选择近60年未曾出版的重要古医籍，综合考虑所选古籍的保护价值、学术价值和实用价值。400余种中医药古籍涵盖了医经、基础理论、诊法、伤寒金匮、温病、本草、方书、内科、外科、女科、儿科、伤科、眼科、咽喉口齿、针灸推拿、养生、医案医话医论、医史、临证综合等门类，跨越唐、宋、金元、明以迄清末。全部古籍均按照项目办公室组织完成的行业标准《中医古籍整理规范》及《中医药古籍整理细则》进行整理校注，绝大多数中医药古籍是第一次校注出版，一批孤本、稿本、抄本更是首次整理面世。对一些重要学术问题的研究成果，则集中收录于各书的"校注说明"或"校注后记"中。

"既出书又出人"是本项目追求的目标。近年来，中医药古籍整理工作形势严峻，老一辈逐渐退出，新一代普遍存在整理研究古籍的经验不足、专业思想不坚定等问题，使中医古籍整理面临人才流失严重、青黄不接的局面。通过本项目实施，搭建平台，完善机制，培养队伍，提升能力，经过近5年的建设，锻炼了一批优秀人才，老中青三代齐聚一堂，有效地稳定了研究队伍，为中医药古籍整理工作的开展和中医文化与学术的传承提供必备的知识和人才储备。

本项目的实施与《中国古医籍整理丛书》的出版，对于加强中医药古籍文献研究队伍建设、建立古籍研究平台，提高古籍整理水平均具有积极的推动作用，对弘扬我国优秀传统文化，推进中医药继承创新，进一步发挥中医药服务民众的养生保健与防病治病作用将产生深远影响。

第九届、第十届全国人大常委会副委员长许嘉璐先生，国家卫生计生委副主任、国家中医药管理局局长、中华中医药学会会长王国强先生，我国著名医史文献专家、中国中医科学院马继兴先生在百忙之中为丛书作序，我们深表敬意和感谢。

由于参与校注整理工作的人员较多，水平不一，诸多方面尚未臻完善，希望专家、读者不吝赐教。

国家中医药管理局中医药古籍保护与利用能力建设项目办公室
二〇一四年十二月

许 序

"中医"之名立，迄今不逾百年，所以冠以"中"字者，以别于"洋"与"西"也。慎思之，明辨之，斯名之出，无奈耳，或亦时人不甘泯没而特标其犹在之举也。

前此，祖传医术（今世方称为"学"）绵延数千载，救民无数；华夏屡遭时疫，皆仰之以度困厄。中华民族之未如印第安遭染殖民者所携疾病而族灭者，中医之功也。

医兴则国兴，国强则医强。百年运衰，岂但国土肢解，五千年文明亦不得全，非遭泯灭，即蒙冤扭曲。西方医学以其捷便速效，始则为传教之利器，继则以"科学"之冕畅行于中华。中医虽为内外所夹击，斥之为蒙昧，为伪医，然四亿同胞衣食不保，得获西医之益者甚寡，中医犹为人民之所赖。虽然，中国医学日益陵替，乃不可免，势使之然也。呜呼！覆巢之下安有完卵？

嗣后，国家新生，中医旋即得以重振，与西医并举，探寻结合之路。今也，中华诸多文化，自民俗、礼仪、工艺、戏曲、历史、文学，以至伦理、信仰，皆渐复起，中国医学之兴乃属必然。

迄今中医犹为国家医疗系统之辅，城市尤甚。何哉？盖一则西医赖声、光、电技术而于20世纪发展极速，中医则难见其进。二则国人惊羡西医之"立竿见影"，遂以为其事事胜于中医。然西医已自觉将入绝境：其若干医法正负效应相若，甚或负远逾于正；研究医理者，渐知人乃一整体，心、身非如中世纪所认定为二对立物，且人体亦非宇宙之中心，仅为其一小单位，与宇宙万象万物息息相关。认识至此，其已向中国医学之理念"靠拢"矣，虽彼未必知中国医学何如也。唯其不知中国医理何如，纯由其实践而有所悟，益以证中国之认识人体不为伪，亦不为玄虚。然国人知此趋向者，几人？

国医欲再现宋明清高峰，成国中主流医学，则一须继承，一须创新。继承则必深研原典，激清汰浊，复吸纳西医及我藏、蒙、维、回、苗、彝诸民族医术之精华；创新之道，在于今之科技，既用其器，亦参照其道，反思己之医理，审问之，笃行之，深化之，普及之，于普及中认知人体及环境古今之异，以建成当代国医理论。欲达于斯境，或需百年欤？予恐西医既已醒悟，若加力吸收中医精粹，促中医西医深度结合，形成21世纪之新医学，届时"制高点"将在何方？国人于此转折之机，能不忧虑而奋力乎？

予所谓深研之原典，非指一二习见之书、千古权威之作；就医界整体言之，所传所承自应为医籍之全部。盖后世名医所著，乃其秉诸前人所述，总结终生行医用药经验所得，自当已成今世、后世之要籍。

盛世修典，信然。盖典籍得修，方可言传言承。虽前此50余载已启医籍整理、出版之役，惜旋即中辍。阅20载再兴整理、出版之潮，世所罕见之要籍千余部陆续问世，洋洋大观。

今复有"中医药古籍保护与利用能力建设"之工程，集九省市专家，历经五载，董理出版自唐迄清医籍，都400余种，凡中医之基础医理、伤寒、温病及各科诊治、医案医话、推拿本草，俱涵盖之。

噫！璐既知此，能不胜其悦乎？汇集刻印医籍，自古有之，然孰与今世之盛且精也！自今而后，中国医家及患者，得览斯典，当于前人益敬而畏之矣。中华民族之屡经灾难而益蕃，乃至未来之永续，端赖之也，自今以往岂可不后出转精乎？典籍既蜂出矣，余则有望于来者。

谨序。

第九届、十届全国人大常委会副委员长

许嘉璐

二〇一四年冬

王 序

中医学是中华民族在长期生产生活实践中，在与疾病作斗争中逐步形成并不断丰富发展的医学科学，是中国古代科学的瑰宝，为中华民族的繁衍昌盛作出了巨大贡献，对世界文明进步产生了积极影响。时至今日，中医学作为我国医学的特色和重要医药卫生资源，与西医学相互补充、相互促进、协调发展，共同担负着维护和促进人民健康的任务，已成为我国医药卫生事业的重要特征和显著优势。

中医药古籍在存世的中华古籍中占有相当重要的比重，不仅是中医学术传承数千年最为重要的知识载体，也是中医为中华民族繁衍昌盛发挥重要作用的历史见证。中医药典籍不仅承载着中医的学术经验，而且蕴含着中华民族优秀的思想文化，凝聚着中华民族的聪明智慧，是祖先留给我们的宝贵物质财富和精神财富。加强对中医药古籍的保护与利用，既是中医学发展的需要，也是传承中华文化的迫切要求，更是历史赋予我们的责任。

2010 年，国家中医药管理局启动了中医药古籍保护与利用能力建设项目。这既是传承中医药的重要工程，也是弘扬优秀民族文化的重要举措，不仅能够全面推进中医药的有效继承和创新发展，为维护人民健康做出贡献，也能够彰显中华民族的璀璨文化，为实现中华民族伟大复兴的中国梦作出贡献。

相信这项工作一定能造福当今，嘉惠后世，福泽绵长。

国家卫生与计划生育委员会副主任
国家中医药管理局局长
中华中医药学会会长

王国强

二〇一四年十二月

马 序

新中国成立以来，党和国家高度重视中医药事业发展，重视古籍的保护、整理和研究工作。自 1958 年始，国务院先后成立了三届古籍整理出版规划小组，分别由齐燕铭、李一氓、匡亚明担任组长，主持制订了《整理和出版古籍十年规划（1962—1972）》《古籍整理出版规划（1982—1990）》《中国古籍整理出版十年规划和"八五"计划（1991—2000）》等，而第三次规划中医药古籍整理即纳入其中。1982 年 9 月，卫生部下发《1982—1990 年中医古籍整理出版规划》，1983 年 1 月，中医古籍整理出版办公室正式成立，保证了中医古籍整理出版规划的实施。2002 年 2 月，《国家古籍整理出版"十五"（2001—2005）重点规划》经新闻出版署和全国古籍整理出版规划领导小组批准，颁布实施。其后，又陆续制定了国家古籍整理出版"十一五"和"十二五"重点规划。国家财政多次立项支持中国中医科学院开展针对性中医药古籍抢救保护工作，文化部在中国中医科学院图书馆专门设立全国唯一的行业古籍保护中心，国家先后投入中医药古籍保护专项经费超过 3000 万元，影印抢救濒危珍、善、孤本中医古籍 1640 余种，开展了海外中医古籍目录调研和孤本回归工作。2010 年，国家财政部、国家中医药管理局安排国家公共卫生专项资金，设立了"中医药古籍保护与利用能力建设项目"，这是继 1982～1986 年第一批、第二批重要中医药古籍整理之后的又一次大规模古籍整理工程，重点整理新中国成立后未曾出版的重要古籍，目标是形成并普及规范的通行本、传世本。

为保证项目的顺利实施，项目组特别成立了专家组，承担咨询和技术指导，以及古籍出版之前的审定工作。专家组中的许多成员虽逾古稀之年，但老骥伏枥，孜孜不倦，不仅对项目进行宏观指导和质量把关，更重要的是通过古籍整理，以老带新，言传身教，培养一批中医药古籍整理研究的后备人才，促进了中医药古籍保护和研究机构建设，全面提升了我国中医药古籍保护与利用能力。

作为项目组顾问之一，我深感中医药古籍保护、抢救与整理工作的重要性和紧迫性，也深知传承中医药古籍整理经验任重而道远。令人欣慰的是，在项目实施过程中，我看到了老中青三代的紧密衔接，看到了大家的坚持和努力，看到了年轻一代的成长。相信中医药古籍整理工作的将来会越来越好，中医药学的发展会越来越好。

欣喜之余，以是为序。

中国中医科学院研究员

马继兴

二〇一四年十二月

校注说明

　　《卫生编》三卷，刊行于清乾隆二年（1737）。作者石文燦，字右容，长白人氏。因资料缺乏，目前尚不知晓其身世，可能为今吉林省长白朝鲜族自治县人。

　　本书现仅存孤本，即清乾隆二年刊本，现藏于中国中医科学院图书馆。此次整理，即选取该本为底本。因缺少版本对校，故对原书中援引诸家之文，取相关古籍之通行本予以他校。

　　本次校注具体说明如下：

　　1. 底本为竖排繁体，今改为横排简体，并进行标点。

　　2. 凡底本中因写刻致误，如"曰""日"等，予以径改，不出校记。

　　3. 底本中的常见异体字、古字、俗写字，予以径改。

　　4. 通假字一律保留，于首见处出注。

　　5. 疑难字词酌加注释。

　　6. 底本中"左""右"如指上下文者，统一改为"后""前"，不另出注。

　　7. 底本正文各卷首原有"卫生编卷×""长白石文燦右容氏选集"，今只保留"卷×"。

　　8. 底本目录中的"卷之×"，今依正文统一改为"卷×"。

序

　　上古未有六经，先有轩辕、岐伯《素问》一书，则知古之圣贤首以养生济世为务也。幸免于嬴秦氏之火①，至今奉为章程，实则发源之星宿海②也。惜乎缓、和、华佗、扁鹊无书，惟张长沙有书传于世，迨后王叔和、抱朴子③，而下至东垣、丹溪，诸君子各有著述，不下数大家。是犹之分天一之源，而为江、为淮、为汉。至于奇方杂出，则又犹之乎支派尾闾，流泽无穷也。是编④所集，皆采古人之精华，汇诸家之奇秘，择其无不验者，萃而成帙。其补益、秘丸、内科杂症、眼科、喉科、血症、心痛、咳嗽、疟痢、瘰疬、痔漏、救急等症，皆屡试屡验者。至于外科诸方，亦皆收其精奇而无不应者。俾病者立瘥，痿者立起。复慨然曰：药之所及者少，何如方之所及者多。因付诸梓以行世。此亦博施济众之一端也，因为之序。

　　　　　时乾隆丁巳二月上浣⑤书于超然书屋大兴王庭简在氏

---

① 嬴秦氏之火：秦始皇的焚书事件。

② 星宿海：地名，在今青海省境内。古人以之为黄河的发源地。

③ 抱朴子：葛洪，字稚川，自号抱朴子，东晋道家、医学家、炼丹术家。

④ 编：原作"偏"，据文义改。

⑤ 上浣：上旬。

目 录

卷　一

补　益

补天广嗣物类有情丹

《易》曰：天地絪缊①，万物化醇，男女构精，万物化生。絪缊者，升降凝聚之谓也；男女者，阴阳交感之谓也。经曰：未有此身，先生两肾，形如太极，内藏真阴真阳，即水火也，其名玄牝②。又曰：先天之元气在于肾，后天之元气在于脾，此二者乃立命之源。但有女人不孕者，气血不足也。脾肾有亏，气凝血滞，荣卫不和，经水先后不一，谓之阴失其道，何能受子？男子不种子者，气虚血弱也。则因操思过度，内伤五脏之精血，则肾气弱而子息难矣。譬如射者力微，矢往安能中的？谓之阳失其道，何以能施？究斯二者必以补精为主，补精而偏于补肾。然虽肾主藏精，但五脏皆有精，何独肾乎？欲补肾之精，必先补五脏之精，使五脏精盈而溢于肾，则肾气盛而精气溢满，故能生子，岂独补肾乎？但有富贵之人艰于嗣者，何也？多因勤政劳心，劳心者伤内，则将五脏之精内

---

① 絪缊：也作氤氲。天地阴阳合气，混沌未开的样子。
② 玄牝（pìn 聘）：道家指孳生万物的本源，比喻道。

耗，非独外耗也。外耗可以独补肾生精，内耗更甚于外耗也，必兼五脏而补之。然补之之药，独用草木之性，不能速补，欲精生髓长难矣，必以骨肉之品而补之，名曰物类有情，岂不可以同声相应同气相求而补者乎？此方大能滋养五脏，填精益肾，强筋骨，固元气，壮精神，助元阳，暖丹田，悦颜色，润肌肤，黑发固齿，种子，延年益寿之圣药也。药品虽烦，皆同类有情之品，正所谓多多益善尔。且药性不燥不劣，兼以和平温补，高明修服，自有神验。

嫩鹿茸二两七钱，酥炙①　虎胫骨二两七钱，酥炙　牯牛②髓一条　雄猪髓二条　黄鱼胶四两五钱，蛤粉炒　班龙胶三两六钱，鹿角霜炒成珠　紫河车二具，真头胎者可用　厚肉桂一两八钱，童便浸，去粗皮　土木参九两，人乳拌　白茯苓四两五钱，去皮木，乳拌　酸枣仁三两六钱，蛤粉炒　远志肉三两六钱，甘草水浸一宿，去心　肉苁蓉四两五钱，酒洗，去鳞，焙　补骨脂四两五钱，酒洗，去衣，炒　川杜仲四两五钱，盐酒炒　怀熟地九两，酒蒸晒九次　怀山药四两五钱，乳拌，蒸　川巴戟三两六钱，酒浸，去心　五味子一两八钱，酒炒　枸杞子九两，酒洗，去蒂　菟丝子四两五钱，酒煮起丝，漉干，再蒸捣成饼　何首乌四两五钱，米泔水浸，竹刀刮去粗皮，切厚片，黑豆一升同酒拌蒸，晒九次，去豆　天门冬二两六钱，去心蒸　山茱萸四两五钱，酒蒸去核捣烂　白莲须三两六钱，酒洗　苑蕤藜四两五钱，酒炒　麦

---

① 酥炙：即油炙。一般用油脂，亦有用苏合油者。可分为拌炒和油炸两种。

② 牯（gǔ古）牛：母牛。

门冬_{三两六钱，酒润，去心}　金石斛_{四两五钱，煮膏}　大茴香_{九钱，}
_炒　浙白术_{二两七钱，米泔水浸，去皮蒸，晒干，黄土炒}　制附子_{一两}
_{八钱，姜汁一碗煮，去皮尖，用黄连三钱，甘草五钱，切作四片，同蒸干}

以上诸药可择天德月德，黄道吉日，虔心按法修制，
为极细末用。新鲜紫河车先用米泔水洗净，此乃初结之真
气也，再用长流水浸一刻以取生气，入碗内，放砂锅内蒸
一日，极烂如糊，先倾自然汁在药内拌匀，此天地正气汗
也。将河车杵如泥，入药末，同杵千余下，如干，加炼蜜
为丸，如梧桐子大，每服一钱八分，加至三钱，空心温酒
或秋石汤送下。

九转丹源流

昔太师大兴王征安南国，遇一道者，布衣草履，手携
藤杖，飘飘然丰姿不凡，立于道旁，见太师，以目熟视，
如欲语状。太师问曰：子何人耶？道者曰：吾终南子也。
会遇公于长沙尔，时公尚未知遇，欲求长生妙诀，吾初语
以九还九返丹书，终未能悟。遂进丹药一粒与公吞之，公
觉精神爽利，百脉畅和。迄今十有八年。后遇公于此，此
皆夙缘深重之故耳。太师遂愕，惊曰：子人耶？神耶？仙
耶？忆昔吞丹药时，不但精神爽利，百脉畅和，其时予年
四十有八矣，尚未有嗣，连生三子。今已六十有六，予披
历封疆，迨有年矣。而今之容颜不改，齿发如旧，每驰马
试剑，宛然如少，且能益流苏之佳药，畅窈窕之美怀，非

子之力与①！予恨不能再遇，今幸遇矣，愿进而教我。道者曰：太阴之精，为万物之母，善能长养，自得长生。予之丹方得之钟离子，钟得之葛仙翁，翁得之东华帝君，君得之西王母，母得之三皇，皇得之太玄子，子即老君也。吾今传尔，尔当珍秘，切勿轻泄。此丹名为"九转通灵丹"，能调和五脏六腑，消除百病如神。授以丹方，而作歌曰：

> 驻世无真诀，探奇遇偓佺②；
>
> 一丸回造化，半点结良缘。
>
> 红尘成紫气，白发返青年；
>
> 云外洛阳子，留方海内传。

所用药性开列于后。

熟地生精补肾。大而直者，酒浸一宿，瓦上焙干为末，五钱一分 **生地**生血清心。细而长者，乳浸一宿，晒干为末，五钱三分 **天门冬**润肺清火。酒浸半日，去心，晒干为末，四钱二分 **当归**活血生精。肥大者，酒浸一宿，晒干为末，六钱一分 **枸杞**补髓生精。洗净晒干为末，四钱二分 **怀牛膝**生精助阳。去芦，酒浸晒干为末，六钱一分 **肉苁蓉**补筋骨，滋肾水。红而坚者，河水浸一宿，麸皮炒干，二钱四分 **杜仲**强筋骨，补肾水。厚而实者，去皮，麸炒，去丝，童便浸一宿，瓦上焙干为末，四钱三分 **破故纸**补虚助阳。酒浸一宿，瓦上焙干为末，四钱 **锁阳**补虚益气。坚而实者，烧酒浸，晒干七次，为末，二钱三分 **青盐**补骨髓。坚而

---

① 与：同"欤"，表感叹。

② 偓佺（wòquán 握拳）：古传说中的仙人名。

正者，油炒干为末，四钱二分　甘草明目生精。黄而小者，童便浸一宿，晒干为末，六钱六分

再将服药之法计开于前，丹药所治诸症、汤引备载于后。

一治诸般痨症。酒痨，干葛汤下；色痨，燕子汤下；干痨①，黄芪麦冬汤下；蛊痨，木香茯苓汤下；脾痨、痿，当归汤下；痨发，柴胡汤下；五痨七伤，人参陈皮汤下；气痨，木香汤下。一治五脏六腑五疳八痢。五脏虚冷，胡芦巴或胡麻汤下；五脏燥热，山栀汤下；五谷不消，陈皮汤下；五脏虚热，乳香汤下；五脏烦热，黄花栀子汤下；五脏泻痢，心下余热，茶送下。

大成丸

此方经验，大补诸虚百损、五劳七伤，滋肾水，养心血，添精髓，壮筋骨，扶元阳，润肌肤，聪耳明目，宁心益智，乌须黑发，齿固牙坚，返老还童，延年益寿。

土木参一斤，拣透明坚实如鸡骨形者佳，去芦，春参勿用，隔纸焙干
鹿茸二对，肥大如紫茄者，用黄精自然汁浸，一伏时取出，以酥油微火炙脆
肉苁蓉八两，肥大而润者，陈腐者勿用，酒浸洗，去盐砂，以银刀划去鳞甲，劈开中心，去膜蒸半日，晒干　赤何首乌一斤，愈大者佳，用米泔水浸七日，以银刀刮去粗皮，切片，黑豆拌蒸，九制　白茯神六两，拣真云

① 干痨：即干血痨，妇产科病名。指虚火久蒸而致干血内结、经闭不行等虚损病症。

苓坚实而白者，以人乳拌透，日晒夜露，如法五次　怀牛膝八两，拣粗大黄嫩长者，去芦稍，酒洗，晒干，微炒　怀山药六两，真怀庆坚白肥润者，生用滑精，蒸用闭气，炒用脾胃相宜　菟丝子八两，酒煮起丝，晒干，再蒸捣成饼　沙苑蒺藜八两，拣细小如腰子者佳，洗去尘土，以砂锅内微火炒碧色　锁阳四两，拣肥大者佳，火酒浸七次，焙干为末　枸杞八两，甘州产者鲜红软润，其味甘美，子少，圆而不尖长者，酒浸　远志四两，去心，甘草水浸一宿，晒干　紫河车二具，长流水洗净，用酒煮烂，捣须，女人少壮，男胎新鲜者更佳　巨胜子六两，水淘去浮者，晒干，酒拌蒸从巳至亥，入石臼内微捣，去黑皮，留薄皮，用小豆拌炒，豆熟去豆用之　柏子仁三两，取净仁白嫩者，酒洗，炒去油，黑者勿用　川巴戟四两，拣肥大如莲珠者，用枸杞汤浸软，以菊花水和酒煮透，晒干　石斛四两，如金钗黄色味甘者佳，酒浸一宿，晒干，以酥拌蒸之，徐徐焙干　生地八两，拣怀庆肥大者，入水沉底者佳，方名地黄。半浮半沉者人黄，浮者天黄，俱不用。以酒拌，九蒸晒，忌铁器　虎胫骨二对，以酥油炙脆　杜仲六两，取极厚者，去粗皮剉碎，以盐酒、酥油微炒去丝　淫羊藿六两，剪去毛尖，净羊脂炒黄色，为末　白术六两，米泔水浸去皮，蒸，晒干，黄土炒　楮实子四两，淘去浮者，晒干，酒浸一宿，蒸之从巳至亥，晒干　韭子四两，拣净盐水微炒　鱼鳔一斤，蛤粉炒成珠　覆盆子四两，去蒂，捣，以东流水淘去浮者，酒拌蒸从巳至午，晒干　补骨脂十两，淘去浮者，用水浸一昼夜，晒干，再用白酒浸一宿，焙干，以川盐炒过，焙干为末　芡实四两，去皮，炒　归身八两，坚大而陈者，火酒浸一宿，焙干为末　葫芦巴四两，淘净，酒浸一宿，晒干蒸熟　仙茅草八两，粟米水浸一宿，木甑①蒸一

---

①　甑（zèng 赠）：古代蒸食炊器。

炷香，如此三次，去汁出毒，以黑为度　桑螵蛸四两，要真正桑树者佳，热水淘净，一伏时焙干　益智仁四两，盐炒熟，去盐为末　川续断六两，酒浸一伏时，焙干为末　酸枣仁六两，酒浸一宿，炒干为末　炙甘草二两，酒浸一宿，晒干，酥炙为末　女贞子四两，酒浸一宿，炒干　鹿胎二具，羊酥炙　黄芪六两，以蜜水涂，炙数次，以熟为度　白莲蕊六两，阴干为末，花将开而未开者佳

用金樱子熬胶为丸，如梧桐子大，每空心服五钱，秋石汤送下。

螽斯①丸

治真阳元精内乏，以致胃气虚弱，下焦虚惫，及梦泄、自汗、头眩、四肢无力。此药能生精养血，益智宁神，顺畅三焦，培填五脏，补心肾，美颜色，却病延年，乃虚损中之圣药也。

人参三两　当归三两，酒洗　白茯苓三两，去皮　白芍药二两五钱，酒炒　香附末二两五钱，先杵去粗皮，醋炒　白术二两，土炒　覆盆子三两，洗净　牡丹皮二两五钱，酒洗　怀山药二两　杜仲三两，炒去丝　丹参二两，去芦，酒洗　黄芪二两，蜜炙　秦艽二两，洗去土　山茱萸三两，去核　知母二两，去毛，炒　橘红二两　缩砂仁一两五钱　川附子一个，乌豆童便煮透　川芎二两五钱　大怀熟地六两，酒蒸烂另杵

上药为末，用白蜜为丸，一日二次，每次空肚白滚汤

① 螽（zhōng 钟）斯：比喻子孙众多。

送下三钱。忌辛热、糟面、煎炒、发气等物。

九子圆方

养元气，生心血，健脾胃，滋肾水，止盗汗，除遗精，降相火，壮元神。

白莲花蕊未放瓣者，以日未出时摘取，每颗交叉，同缚挂竹竿上阴干，勿见日，不拘多寡。　沙苑蒺藜子微炒，五两　甘枸杞去蒂，四两　川续断酒炒，三两　韭子微炒，二两　芡实子去壳并黑皮，四两　菟丝子酒煮成饼，三两　覆盆子去蒂，用细子，三两　莲子去心，三两　怀山药微炒，三两　白茯苓二两　龙骨火煅淬三次，五钱　何首乌九制，四两　川故纸三两，用核桃肉三两同研烂　鱼鳔酥油炒，三两　金樱子去毛刺，二两

共为极细末，炼蜜丸，如赤小豆大，每晨空心秋石汤送下四五钱，一月见效。

鹤龄延寿丹

此方得自异人秘传，乃养生至宝至贵之物，凡欲多寿多子，必须久服。妙难尽述，切勿妄示匪人。

鹿茸要嫩而长大者，补心血。以小砂锅醋煮一昼夜取出，晒干为末，一两　熟地黄真怀庆出，大而直者。酒九蒸九晒，能生精，新瓦上焙干为末，六钱　生地黄同前。用人乳浸一宿，新瓦焙干为末，五钱　人参拣长大明者，大补元气。为末，一两　穿山甲圆而大者，滋脾土。火酒浸软，酥油炙黄色为末，一两　北细辛细而新者，能透心窍。醋浸一宿，晒干研为末，一钱　地骨皮白而轻者，补虚损、除烦热，久服轻身不老。蜜水浸

一宿，晒干为末，四钱　肉苁蓉极大肥壮者，强筋骨、益精髓、滋阴水、补肾虚而种子。酒洗浸一宿，焙干为末，九钱　当归身坚大而陈者，能养血。酒浸一宿，焙干为末，五钱　杜仲厚而实者，能壮筋力、长精髓。面炒断丝，童便浸一宿，焙干为末，二钱五分　小丁香黑色者，能宽畅和中。同川椒炒一炷香，去椒为末，一钱五分　大附子重一两四五钱，直而正者，能暖丹田、助元阳。铜刀切片，蜜水白水各煮三柱香，晒干为末，三钱　朱砂明亮鲜净者，能安神定魄。面裹蒸熟为细末，二钱五分　石燕子一对，去毛肠，酒浸煮熟，姜汁炒，焙干为末。此燕生山洞，窝在山岩，食石乳，与紫燕无二，颔下俱黑，眼如铁鼠无光　天门冬白而肥者，能养心血。去心，浸酒内半日，晒干为末，四钱　雄雀脑头尖尾薄及左翅掩右翅者是雄，能助元阳。每个脑加制过硫黄末半分，竹刀剖，摊净布上晒干为末，三钱。如无亦可　甘草蜜炙为末，六分，长流水蘸湿，蜜涂炙，竹刀刮去赤皮　甘枸杞新大者，能壮阳道延年。酒浸，焙干为末，三钱　红蜻蜓五月内取江南庐州最多，能起衰阳。去翅足，十双。如无亦可　海马一对，雌雄全大者，扶助元阳、添补肾水。酥油炙黄色为末　仙灵脾即淫羊藿，厚者方真，能补阳事。去毛刺，乳浸，炒为末，二钱　补骨脂黑而实，能助元阳、添精髓、黑发乌须。用白酒浸一宿，焙干为末，四钱　锁阳大者妙，能壮元阳、益元气火。酒浸七次，焙干为末，九钱　川牛膝粗而长者，黄色为佳，能生精助肾、添髓黑发。浸一宿，焙干为末，四钱，去头芦　甘菊花黄而小者，能生精明目。童便浸一宿，晒干为末，一钱五分　砂仁能通滞结而多食，开气海而多饮。姜汁炒为末，四钱　紫稍花要真者，暖丹田、补精髓、益气血、通心窍。酒浸一宿，新瓦隔纸焙干为末，四钱　青盐大块洁净者佳，益精气、坚肌肤、固齿明目。河水洗净，醋炒为末，四钱

凤仙子要白花者，能助元阳、透骨髓、益气血、通心窍。水浸一宿，新瓦隔纸焙干为末，二钱五分

以上系一小料，各药务选真正精妙者，按方炮制修和，须择甲子庚申吉日良辰入静室中，勿令孝服及妇女、鸡犬猫畜一切不净之事压之。将前药称准，不得加减，和匀一处，装磁罐内，盐泥封口，重汤煮，三炷香取出，露一宿，捏成块，入金盒或银盒内，重二十四或三十六两，盐泥封固其口，外用纸筋泥再圆成球，晒干。特造铁鼎罐一个，将球用铁线十字拴紧悬鼎中，用净黑铅三十六斤溶化，倾入鼎内冷，方下灰缸，灰用桑柴烧灰，行三方火，离鼎三指许，每方安炭墼①一个，重一两六钱，屑宜极细，红枣拌打晒干听用，子午卯酉四时换火，温养四十九日，将铅凿开，倾地上冷定，开视其色，紫光射目，清香扑鼻，分小瓷罐收贮，勿令泄气。

每服初起用五厘，渐加至二分五厘为止，置手心内，舌尖舔入口中，早晚辰戌二时用后药酒送下。始而一身微热，丹田觉痒，是其药力初行，攻逐邪气之效。一七后五窍通畅，其阳事痿者能起，柔者能刚。三七后精神百倍，饮酒数杯可战数女，不奔不泄。服久竟成铁汉，口鼻生香，耳聪目明，黑发乌须，添精益脑，牙齿坚固，记忆不忘，且多进饮食，步履康健，资气养血，容颜悦泽，自然延年益寿，功非纸笔可罄，至于种子多男，特其余事耳。

---

①　炭墼（jī击）：用炭屑压制成的砖状物，可供取暖等用。

浸酒方

照前药一料又加：

白茯苓五钱五分，乳拌，晒干，如此七次为末　莲肉六钱，去皮心，为末　旱莲草五钱五分，酒洗，晒干为末　槐角子五钱五分，酒炙透，焙干为末　芝麻五钱五分，入人乳拌，烧熟为末

上用烧酒五十斤，封固其口，泥头，埋地上，露其顶，以受日精月华，如是四十九日取起，分入小瓶密收，每随量饮数杯，以助前药，其药须依法炮制，共为细末，和匀装入绢袋悬吊酒坛，不须煮炼。诚心修服，久久勿间，地仙可期，慎之密之。

乌龙丸

张紫阳真人二十八代神仙斗柄回春。

乌龙骨一副，全用去肉，即黑犬骨连头脑脊骨，用黄酒浸一宿，再用硼砂五钱研细末，同乳酥油搽骨上，火炙黄色为度，秤骨二十四两足，犬须过一周年或十多月的为佳，如犬大走去阳者不用，若一犬不足用二犬秤足分两为妙　桑寄生二两，要真的　肉苁蓉酒洗，去甲，晒干，三两　酸枣仁酒浸，炒，一两　大茴香酒浸，一两　胡桃肉五钱，去皮，炒黄色　川巴戟酒浸，去骨，一两　远志肉酒浸，一两　石莲肉去皮壳取仁，一两　石菖蒲米泔水浸，一两　补骨脂酒浸，炒，一两　芡实米去皮炒，一两　明珠砂研末，水飞过，五钱　磁石火煅透，醋淬七次，二两　海浮石火煅醋淬七次，二两　石斛如金钗，味甜者佳，二两　白莲须一两，火焙　石燕子三对，去毛肠嘴爪，酒蒸熟，姜汁醋炒，焙干　鹿茸一对，嫩大红润者，焰火中燎去毛，酥炙　仙灵脾一两，如杏

叶厚实者佳，去边刺净，乳浸，羊油炙

此方乃方外之奇方，神仙修炼之至宝。服之百日，体健身轻，耳聪目明，乌须黑发，齿落更生，阳事强壮，丹田如火，却除百病，乃生子之圣药。但须常常用之，不可间断，其功非纸笔所能尽述。其方有伤物命，不可妄传，得者珍闷①。诸药共研为末，用黄酒滴为丸，如梧桐子大，每早空心用黄酒送服二钱五分。

延寿获嗣仙方

补正气，养真阴，或素禀虚弱不耐风寒劳役者，或谋虑太过久耗心血者，或半身不遂手足痿痹者，或精血原虚冷久而不孕者，或孕频堕者，或生而不育者，俱宜服之，能添精实髓，壮阳黑发，明目聪耳，除百病，生子圣药，滋补方中最出奇者验之。

熬鹿角胶方

鹿角二十斤，用新鲜嫩色者加锯一寸段，劈碎块，用水泡三四日，刷净，盛锡壶内，扎口，重汤悬抬，桑柴煮三日夜取起，净汁缓火久熬，即成胶。

熬膏各药开后。

真仙茅一斤，粟米水浸一宿，木甑蒸一炷香，如此三次，以黑为度
人参一斤，去芦，切碎　黄精一斤，蜜水蒸，切碎　枸杞一斤，去蒂
天冬一斤，去心　麦冬一斤，去心

---

① 闷（bì 闭）：慎重，谨慎。

上六味共一处，均作四分，药二十四，头煎水用十二斤，熬至一半，二煎水用六斤，熬至一半，候汁取完，将渣杵烂，入滚水，钮过，并入汁内，文火缓缓久熬成膏矣。用磁罐盛之听用。

先取药膏十二两，鹿角胶十两，后药末和丸，余膏并胶存之，再入药。

取药末开后。

生地黄_{十二两，酒浸一宿，用益智仁二两入甑中蒸一炷香，去益智仁，取净末八两}　山药_{四两，炒}　芡实_{四两，炒}　覆盆子_{四两，酒浸一宿，炒}　沙苑蒺藜_{四两，酒蒸}

此五味滋真阴，益肾气，生精津。

白茯苓_{四两，去皮}　柏子仁_{四两，去壳油}　山萸肉_{五两，酒洗净}

此三味培心经不足之血，假①茱萸荣肝而心血始生矣。

肉苁蓉_{十两，黄酒洗去鳞甲，晒干取末三两，或瓦上焙干亦可}

此一味假鹿角、仙茅之力，大培命门真阳之火，生子全赖此品。

牡丹皮_{四两}　浮小麦_{净末四两}

此二味清醒胃气，勿令一毫混杂邪气存畜于中，使补血生精益气等药尽成，复于本原矣。

上咀共十一味为细末，用黄酒一钟，溶化鹿胶十两，并药膏十二两，如少，入滚水添之，和丸如梧桐子大，每

---

① 假：凭借，依恃。

服七八十丸，旦夕任下，用太极膏服之。

延寿瓮头春

　　头红花三斤　　淫羊藿剪去边梗，净用三斤羊油拌炙　　杜仲三两，火酒童便浸　　天门冬三两，火酒制　　肉苁蓉三两，火酒制　　补骨脂三两，火酒制　　川牛膝三两，酒制　　人参三两　　附子三两，童便制　　白豆蔻一两五钱　　砂仁一两五钱，姜汁炒　　川椒一两五钱，去目　　丁香一两五钱　　枸杞六两，酒炒　　甘草一两五钱，炙　　地骨皮三两，蜜水拌晒　　生地六两，火酒人乳制　　熟地六两，火酒炙　　茯苓六两，牛乳拌晒　　当归六两，酒洗晒　　甘菊三两，童便制　　白芍三两，酒炒　　五加皮十二两，酒洗　　白术十二两，米泔水洗，炒　　沉香一两五钱，不见火　　木香一两五钱，不见火　　苍术十二两，米泔水洗，炒　　糯米六斗，关东米　　干烧酒三百斤　　面曲十二斤　　麸曲六斤

　　上药除羊油二十七味，俱各如法炮制为末，入面曲末内拌匀。用糯米一担二斗，先淘洗净，再用水内浸一日夜，次早如蒸酒法，糯米为糜取出簟①上候冷。将淘米第三次水浆十斤入锅内温之，加葱白三斤切寸许入浆内，滚三沸去葱白糟，候浆温冷，入糯米糜内，然后拌上面药和匀。将羊藿叶、红花二味俱盛绢袋内，先置瓮里，方将拌匀的米糜入瓮拍实，上面中做一塘，用好烧酒三十斤盖糜上。春月发三日，夏一、秋二、冬四日后，再加好火酒二百四十六斤，仍将瓮口用纸封固，至十四日开缸，用木钯

---

① 簟（diàn 店）：竹席。

打过二三百下。如喜甜者加红枣九斤，再煮糯米粥九斤入瓮内，又从打二三百下再封。过二七日，榨出清浆，入坛封固，重汤煮三炷香，埋土内出火毒三日，凡秋冬天气不用煮。此酒大补气养血、调中益荣、壮筋骨、暖腰膝、和脾胃①、宽胸膈、进饮食、祛痰涎、行滞气、解宿腥、散积块、益命门、添精髓，男子阳痿无嗣，女子宫寒不孕。又能治遍身筋骨疼痛、麻痹不舒、风痰等症，久服令人须发转黑，面如童颜，有延年益寿之妙。其效如神，功难尽述，真既济之宝也。

此系六料之药。

羯羊油三斤，入锅化油治淫羊藿

二次药末

红花四斤　杜仲四两五钱，便制　天冬六两七钱五分，酒制补骨脂四两五钱，酒制　牛膝六两七钱五分，酒炒　白豆蔻二两二钱五分　砂仁二两二钱五分，姜汁拌炒　川椒一两五钱，去目　丁香二两二钱五分　地骨皮六两七钱，五分　生地十三两五钱，人乳制　熟地九两，酒制　当归九两，酒洗　甘菊四两五钱，便制　白芍六两七钱五分，酒炒　五加皮十三两五钱　白术九两，泔水拌晒，炒　沉香二两二钱五分　木香二两二钱五分　苍术九两，泔水拌晒，炒　面曲十五斤　糯米七斗五升大斗　干烧酒三百斤　麸曲九斤

酒渣再加二次药末，同糯米、面麸曲煮粥，仍前

---

① 胃：原作"膚（肤）"，据文义改。

做法。

巨胜子丸

补虚劳，益气，强志意，壮元阳，止泄精。

巨胜子一两，微炒　生地黄酒洗，捣膏　熟地黄捣膏　何首乌九蒸九晒　枸杞子酒蒸　菟丝子酒煮　五味子酒蒸　破故纸盐酒炒　柏子仁去油，炒　芡实炒　木香不见火　莲蕊　巴戟天酒炒　肉苁蓉酒洗净，炒　牛膝酒炒　天冬去心，蒸　官桂　白茯苓炒　楮实子炒　莲肉去心，炒　续断酒炒　山药炒　覆盆子炒　枣仁炒　人参以上各四两

上为末，春夏炼蜜为丸，秋冬蒸枣肉，入核桃肉十枚，捣如泥，为丸如桐子大，每服五七十丸，空心白滚汤送下。

种玉秘方男女各一料

治诸虚百损，五劳七伤，水火不济等症。

吴茱萸一两，盐酒泡　白术一两，土炒　生地一两，酒洗　白附子五钱　白茯苓一两，炒　细辛四钱，炒　牛膝五钱，酒炒　石菖蒲三钱　川椒三钱，去目　当归五钱，酒洗　厚朴三钱　朱砂三钱，水飞过　秦艽三钱，炒　真沙参五钱　砂仁三钱，炒　肉桂三钱，酒洗　干姜二钱　香附米五钱，醋炒　苏子五钱，炒　肉苁蓉五钱，酒洗，炒　山药五钱，炒　广木香一钱　沉香二钱　五味子五钱　益智仁三钱，去壳

各制如法为末，用乌骨白毛鸡一只，吊死去毛肠净，

煮烂取肉焙干为末，和前药炼蜜为丸，如梧子大，每服三四十丸，食前淡盐汤或好酒送下，每日三次。弥月有孕不可服。外加人参二两更妙。

秘授滋阴补精种玉方

养元气，健脾胃，止泄泻，进饮食，宁心秘精，生津止渴，生肌肉，壮筋骨。

北韭子六两，拣净微炒　真川续断六两，酒浸，焙　菟丝子八两，烘干　覆盆子八两，去蒂心　沙苑蒺藜八两，酒洗净　枸杞子八两，酒蒸　楮实子八两，拣净　莲子八两，去心　怀山药八两，微炒　白茯苓八两，去皮　白莲花蕊阴干，三百个　龙骨白者，煅，二两，盐酒碎

以上如法制为末，金樱子膏老米打糊为丸，每服三百粒，酒下。

长春丸

此方二十四味，按二十四气培养先天元气填补后天。精髓不足者服之能生，精滑者服之能固，阳痿者服之能起，久服若不间二天，皆足可保长春。

人参四两，拣透明坚实者，如鸡骨形良，去芦，若白色虚泡者乃春参，勿用　生地八两，择怀庆肥大者，入水沉底佳，以酒拌，九蒸晒，忌铁器　白茯神三两，择真云苓坚实而白者，去皮内木，捣碎，水漂去筋膜，晒干，人乳拌透，日晒夜露，如法五次　鹿茸一对，择肥大如紫茄者佳，用黄精自然汁浸一伏时取出，以酥油微火炙脆　赤何首乌四两，择一斤以上，愈

大愈佳，赤白兼用，以磁魂①刮去粗黑皮，洗净，用竹刀切片，以黑豆拌蒸，九次　腽肭脐②一具，取肾，先将无灰酒洗净，再将楮实子、桑枝、黑芝麻各一两煎水，洗净，浸软，以酥油炙脆。如无，以黄狗肾代之，用五具　肉苁蓉二两，肥大而润者佳，陈腐勿用。用酒浸，洗去盐味、沙石，以竹刀刮去鳞甲，劈开中心，去膜，蒸半日用　巨胜子三两，水淘去浮者，晒干，酒拌蒸从巳至亥，入石臼内微捣，去黑皮留薄皮，分四分③，用黑芝麻、白芥子、黑豆、糯米各一分，另煎水，炒一分，干为度　怀山药四两，怀庆坚白肥润者佳　山茱萸四两，拣净，热酒洗，晒干，鲜红肥厚者佳，紫黑色者无力，饭上蒸　胎脐带十条，长流水洗净，阴阳瓦焙干。如无，河车两具代之　枸杞子四两，择甘州产者，鲜红软润，酒洗　蒺藜三两，择沙苑细小如腰子者佳，洗去尘土，以砂锅内微火炒碧色　柏子仁三两，取净仁白嫩者佳，酒洗去细黑者，勿用炒　楮实子二两，水淘去浮者，晒干，酒浸一夕，从巳至亥晒干　虎胫骨一对，择全左大者，酥油炙脆　怀牛膝二两，择粗大黄嫩长者，去芦梢揹碎，酒洗，晒干，微炒　川杜仲二两，取极厚者，去粗皮锉碎，以盐酒酥油微炒去丝　覆盆子二两，去蒂捣，以东流水淘去浮者，酒拌蒸从巳到申　巴戟天二两，肥大如连珠者，用枸杞子汤浸软，以菊花水和酒煮透，晒干去骨　秋石三两，用阴阳二炼　延寿果三两，酒洗，晒干　鹿角胶四两，酒炖化　菟丝子三两，酒拌炒

　　上为细末，炼蜜为丸，如桐子大，每服三钱，空心用白滚汤送下，忌萝卜、葱。

---

①　魂（kuǐ傀）：高低不平的石头。

②　腽（wà袜）肭（nà纳）脐：海狗肾。

③　分：所分之物，整体中的一部分。也作"份"。

秃鸡丸

昔老人七十无子，服此方连生三子，房事颇多。其妻难受，将丸撒之于地，一公鸡抢食之，每日赶母鸡百余次，将母鸡头上毛尽嘬去，故名秃鸡丸。

人参五钱　丁香七粒，不见火　莲花蕊炒　益智仁去壳，炒　干山药炒　沉香不见火　甘草炙　远志去心，甘草水浸一宿，晒干　五味子酒炒　川山甲土炒成炮　蛇床子酒浸一宿，地黄汁拌，焙干用　肉苁蓉用酒浸一宿，刷去砂土、浮甲，劈尽中心，去白膜，蒸从午至酉，又用酥油炙。以上各二两　大附子五钱，先将童便泡三日，用人乳制过后，用甘草水制

以上俱为细末，炼蜜为丸，如梧桐子大，每早空心滚水或酒送下十丸。专滋男人下部虚弱，女人子宫久冷，神效。

十子衍宗丸

能养心滋肾，聪耳明目，乌须黑发。却病延年之圣药。

槐角子净四两，酒浸用　何首乌七蒸七晒　覆盆子去蒂，拣净四两，酒拌匀蒸　枸杞子甘州者佳，酒浸，去枝蒂　桑椹子向南者佳，去梗，蛀者拣去，净四两　冬青子拣净四两，酒浸。以上四味共蒸，晒干研末　五味子去梗，净二两，酒浸一宿，炒　柏子仁拣净二两，炒　蛇床子拣净二两，炒，治瘁　菟丝子水洗，搙去砂土，酒浸一宿，蒸烂乘热捣成饼，焙干研末，二两　没石子用黑而有窍者良，有雌雄相对，重二两，研末

如骩^①弱者或老年，加人参更妙。上十味共研细末，炼蜜为丸，如梧桐子大，每服五六十丸，早餐白滚汤送下，少入些盐吞之，后用红枣一枚压之，药归丹田，一月后即受胎，将睡再一服。每月择戊申时制，壬子日合，候行经后三十时辰交媾，盖两日半也，子宫大利。

秘授千金种子丸

专治九丑之疾。九丑者，言茎弱而不能举，举而不能振，振而不能丰，丰而不能循，循而不实，实而不坚，坚而不久，久而不精，精薄无子，谓之九丑之疾。更补十二经络，起阴发阳，能令阳气入胸，安魂定魄，开三焦积聚，消五谷，进饮食，强阴壮阳，益子精，和五脏，除心中伏热，壮筋骨，轻身明目，去冷除风，乌须黑发，固齿延龄。此药平补，无所不治，久久服之最妙有益，八十老人尚能生子。兼治五痨七伤，有非常之力也。

鹿角胶半斤　鹿角霜八两　鹿茸二两　人参二两　干山药二两，炒　白茯苓二两，炒　杜仲三两，盐酒炒　大熟地二两　菟丝子三两，煮成饼　石枣肉三两，酒炒　五味子一两，酒炒　川牛膝二两，酒炒　益智仁一两，炒　远志一两，炒　小茴香一两，盐水炒　川楝子一两，净肉煨　巴戟天一两，肉，酒炒　补骨脂三两，盐酒炒　葫芦巴一两，酒炒　枸杞子三两，酒蒸　柏子仁五钱，炒　川山甲五钱，炒　沉香五钱　全蝎三钱，去头足，酒洗，炒

---

① 骩（yì 弋）：小骨，代指骨。

上依法炮制为细末，以好嫩肉苁蓉半斤，酒洗去鳞甲，净四两，用好酒煮成膏，同炼蜜成丸，如桐子大，每服五十丸，渐加至百丸，空心淡盐汤送下，即以干物压之。久久吞服，身体光泽，唇红脸赤，手足温和，面目滋润，发白反黑，齿落更生，身轻气和，语言清亮，行走如飞，精髓满足，逆取成丹，顺取育嗣。此屡试屡验，百发百中，真长生广嗣之仙方，全要诚心用服，依期用功，自无不效也。

种子太乙丸

理脾胃，生精血，暖丹田，助元阳，调气血之圣药也。

鱼鳔四两，炒珠①　桑螵蛸要真桑树者二两，洗　韭子二两，炒　白龙骨二两，煅　熟地以生地砂锅煮熟，二两杜仲酥油断丝，二两　牛膝小黑豆蒸，二两　枸杞二两，酒炒　沙苑蒺藜二两，炒　人参二两　菟丝子一两，酒煮　天门冬二两，去心　龟板酥炙，二两　鹿茸二两，酥炙　破故纸二两，炒　肉苁蓉酥炙，二两　归身二两，酒洗　远志肉甘草水泡，二两　茯神去木皮，二两，炒　青盐五钱

上制为末，炼蜜合丸，梧子大，每服二钱，空心白汤下。十余日后胸前觉塞闷，服枳术汤以疏之。服须有常，保养一月，自有神效。

---

① 珠：原作"硃"，据文义改。

延龄益寿还阳种子丹

专补诸虚，除百病，添精髓，助元阳，暖丹田，壮筋骨，悦颜色，安五脏，和六腑，乌须发，固牙齿，聪耳明目，轻身壮力，返老还童，延年益寿，真陆地神仙。

腽肭脐　人参四两　鹿茸一对，酥炙　紫河车一个，如前法　虎胫骨一对，酥炙　熟地四两　甘枸杞四两，酒炒　龟胶二两　白茯苓二两，炒　山茱萸二两，酒炒　川黄连二两，酒炒　当归二两，酒炒　怀山药二两，炒　牛膝二两，酒炒　北五味二两，炒　肉苁蓉三两，如前制　川续断二两，炒　柏子仁二两，炒　远志肉一两，炒　黄精二两　泽泻一两，盐水炒

上为极细末，将腽肭脐先用三黄汤洗过，老酒浸过夜，放银罐内蒸极烂，同熟地蒸膏，入前药，炼蜜为丸，如梧桐子大，每空心服二三钱，淡盐汤送下。服至百日，功效无穷，能添精补髓，坚壮元阳，滋益肾水。男人精清冷绝阳而补，与女人子宫寒冷而补，孕，功效如神，不能尽述。

九奇丸

此青霞道人秘传异方，其药性绝非热毒燥猛之品，皆益元固肾、坚精健脾之药，填骨髓，壮纯阳。配合平匀虔制太多修炼之功，临时须密坐一室，不见鸡犬、妇女、穿白不净之人，将补骨脂一味拣净，八十一两分作九主，各九两主，主依制如法，不可草草磨末，用蜜成丸，供祠堂

内，择吉星吉辰，于鸡鸣后用淡盐汤开服。初服三钱，半月后加至七钱，以此为准。每日早上不可间断，如能戒房事，服尽一料，一年内必能坐妊生子，此屡试屡验奇方。

一当归三两，黄精五两，缓火同煎浓汁，滤①清，拌透补骨脂，微火微日边摊干，再收再摊，以汁尽为度。

一沙苑蒺藜七两捣碎，同鱼鳔五两煎浓汁拌收，如前法。

一紫河车一具酒洗净，即同酒煮烂，须女人少壮男胎新鲜者方用，再加人乳九大碗，同前滤清、拌收，如前法。

一黄芪五两，人参七两，同煎浓汁拌收，如前法。

一菟丝子七两煎出丝，同枸杞子五两捣碎，煎浓汁拌收，如前法。

一鹿茸一对切片捣碎，先用煮酒煎浓汁一日，再用肉苁蓉（酒洗）三两，同煎浓汁拌收，如前法。

一川椒（去目）三两，韭子三两捣碎，煎浓汁拌收，如前法。

一覆盆子三两淘净捣碎，杜仲五两盐水炒断丝，同煎浓汁拌收，如前法。

一楮实子五两，女贞实子五两捣碎，煎浓汁拌收，如前法。

---

① 滤：原作"摅"，据文义改，下同。

菊英丸

种黄菊一圃，以多为佳，须不时灌溉，以肥泽为美。春天逢寅日，清晨带露，用竹剪采肥嫩苗蕊，盛筐中，吊风檐下，风干；夏天逢寅日，采肥叶；秋天逢寅，采正当时花；冬天逢寅，采肥嫩白根。俟①四时采足，于腊八日，晒干捣为细末，如菊花难碾，以米面清浆浆过，晒大干，同碾，炼蜜为丸，如绿豆大，每服三钱，空心或滚白汤或盐汤下。此药系服食丹头②，能延年益寿，明目轻身，返老还童，其功不可尽述，得斯方者，珍重！珍重！

紫霞丹

莺粟花紫色者，于八月十五日下种，次年春间开花。每日清晨带露气，用竹棍夹采花，不拘多少，盛于铅盆内，但铅盆要未煎矿出山铅一二十斤打一方盘，如双陆盆样，深五寸，铅盘外要一石盘盛水，每日换长流水一次，于石盘内用纱盖之，日晒夜露七七四十九日，如遇阴天要遮盖其上，日足将花碾为末，每花一斤加广木香五钱，用无灰烧酒打糊为丸，如绿豆大，每日早餐用盐汤或酒服三分，加至六分为止。畏甘反酸，晚间入房要甘草汤服六分；女人临月，每日用艾汤早晚各服六分。不但七八十岁能种子，且治不起痨症，并治眼昏手颤，服之立效。腊月

---

① 俟（sì 四）：等候。
② 丹头：精炼而成的丹药。

初八日用上好香水梨数百装坛内，用本日水浸之，封固坛口，用盐泥泥好，地上掘一坑，将坛埋于坑中，即将腊八日汲取净水倾入坑中，将梨坛浸至将近坛口，直至来年清明日取起。但早间服紫霞丹，午上必作渴，即取梨切一二片吃之，并水一小钟，其渴即止。百日觉精神爽快，年余一切旧病皆除。但此药乃却病延年续嗣之品，年至五旬或四旬外可服，年幼虚弱者亦可服，壮年切忌，恐助阳多事，反为不美。

广嗣秘方 又名子建丹

大补诸虚，祛除百病，生精养元，壮阳种子，返老还童，延年益寿，补养第一仙方，效不能尽述。系滇南元江土府人新都西方六百余岁老僧授那嵩令祖，果广子嗣，后汪季安随洪京略南征南广后，补授楚雄推官得此方。

海马四两，长大者佳，五七寸妙，人乳浸九次，烘干为度　葫芦巴净二两，微炒为末　蛇床子净二两，微炒为末　石燕净四两，先用六七两装磁瓦上，武火煅红，淬入童便内化尽为度　枸杞子净二两，烧酒浸，晒干为末　母丁香净二两，肥大者佳，不见火，捶末　菟丝子净二两，箬①包，用烧酒煮二三日，捣烂为饼，晒干，临用复为末　淫羊藿净二两，剪去边茨②，拭干净，以羊脂炒黄为末　肉苁蓉净二两，要最真如马茎者佳，酒洗去沙，烧酒浸一宿，捣烂蒸熟，晒干为末　锁阳净二两，烧酒浸

---

① 箬（ruò 若）：箬竹的叶子。
② 茨（cí 词）：凡草木有针者也，代指草木的边刺。

一宿，捣烂熟，晒干为末　**破故纸**净二两，用核桃肉二两和匀，装羊肠内，扎二头，盐水煮一夜，取出，连核桃肉同捣如泥，晒干为末，其羊肠不用　**青盐**净四两，取大块明亮者，洗去泥沙，以湿纸厚包，煨透为末　**紫梢花**一斤，用长流水泡洗，出如粟，浮于水面者，晒干取净四两为末，忌井水洗，则结而不散，此口授秘诀　**鸡肾**十对，其鸡要放笼内，少与水吃，每日用硫黄研末拌饭喂之，候一月取出鸡肾，入硫黄末一钱，面少许，摊笋壳上，晒干为末　**雀脑**一百个，要雄者妙，取脑与肾擂①细末，入硫黄末一钱，面少许，摊笋壳上，晒干为末，要活的烧酒醉死　**车前子**净二两，微炒为末　**麝香**净五钱，不见火，为末　**杜仲**去皮，净二两，姜汁炒，去丝尽为度

卫生编

二六

以上十八味取生气，良辰吉日修合，烧酒煮，面糊为丸，如芸豆大，每服二十一丸，清晨盐汤下，晚间烧酒下，初服忌房事。一七服至二三七日，即有奇效，匪只种子，且可延年，老来强健。

艾附暖宫丸女服

常服顺气，养血健脾，调经脉，益子宫，止腹疼，除白带，久服生子，殊效。

大香附子一斤，去毛，分作四股　**香附**四两，用莪术一两，煎水去渣，取汁浸附子三日，然后取出晒干　**香附**四两，用石菖蒲煎出水，去渣，照前浸晒干　**香附**四两，用姜一两，汁合前药　**香附**四两，用童便浸，合前制　**蕲艾叶**去根，醋炒，六两　**白术**八两，去芦，泔浸一日

---

① 擂（léi 雷）：研磨。

地黄八两，酒蒸　当归八两，酒蒸　白芍八两，酒浸，炒　阿胶八两，蛤粉炒成珠　白茯苓六两，去皮　陈皮八两，去白　大川芎六两，酒蒸，炒　紫黄芩六两，乳蒸　大甘草四两，去皮生用

上为末，醋打糊为丸，每日空心服三钱，或滚水或酒送下。

白凤丸女服

治妇人血海虚冷，经脉不调，或时心腹疼痛，或下白带如鱼脑髓，或似米泔，不分信期，每日淋沥不止，肌肉消瘦，面色萎黄，四肢无力，头目昏眩，此乃气血太虚，不能生育，宜服此方。

白毛乌骨鸡一只，将好酒醉死　人参二两　生地三两，酒洗　熟地三两，酒煮　金枝当归一两五钱，酒洗　甘草五钱　桂枝三钱　鹿茸一两，酥炙　天冬三两，去心　麦冬三两，去心　山药二两，炒　香附子一两，乳洗，炒

以上制过为末，剩药头用米粉作丸如米大，入饭内喂鸡，莫与群鸡相见，恐失药气。一日夜将药丸食尽，将鸡吊死，去其毛肠净入砂罐内，用老酒浸，深二指为度，煮烂去骨存净肉，杵烂作饼，其骨炙焦为末入饼，及骨末和入前药拌匀，将泡鸡酒汁打米糊为丸，梧桐子大，每服百余丸，好酒送下。

卷 二

秘丸方

黎洞丸

真西黄①二钱五分　冰片二钱五分　生大黄二两　阿魏一两
天竺黄二两　乳香二两　茄儿竭②二两　儿茶二两　明雄黄二两
没药二两　麝香二钱五分　三七二两　藤黄二两

用山羊血五钱拌晒，先将藤黄隔汤煮十余次去浮腻，或用子羊血不经水者，将末晒过。

以上十二味各另为末，用藤黄化拌为丸，如鸡豆大，若干，少加炼蜜为丸，外用黄蜡封固，善藏之。

此方得自异传，其功甚捷，一丸必救一人，百发百中，但药性甚大，一效不可再服，慎之！慎之！若内服诸用无灰老酒磨服，外敷诸用细茶酒磨敷，如干，以细茶酒润之，敷法不可敷住疮口，止敷肿处。凡磨忌生冷水，用药后忌一切发物。

一治痈疽发背及无名肿毒，每用一丸，以一半用细茶酒磨敷。

---

① 真西黄：牛黄。
② 茄儿竭：血竭。

一治肺痈肠痈内溃，磨服，病重二丸全愈。

一治惊恐劳力，吐血成痨，磨服。

一治血积癥瘕，血瘀虫胀，磨服即愈。

一治跌打损伤，筋断骨折，内服外敷。

一治刀箭中伤，内服外敷。

一治刑杖重伤，内服外敷。

一治马刀瘰疬，远年不愈，磨敷，不服。

一治产后恶血攻心，晕昏不醒，磨服。

一治小儿急慢惊风，初生月内者每丸作四次服，百晬①一周者每丸作三次服，二三岁者每丸作二次服，五六岁者一次服一丸。

一治横生逆产，胎衣不下，磨服。

一治妇人吹乳，磨服。

一治疯犬咬齿，毒气入里，内服外敷。

一治蛇伤，蜂蝎蜈蚣一切毒蜇所伤，内服外敷。

服药三日内忌冷水生果及一切冷物，如犯其害，不可胜言，至嘱！至嘱！

仙制半夏

半夏一斤，要小而整者，用石灰一斤，滚水七碗，将灰入水盆内搅冷，澄清去渣，将半夏入水盆内浸之，日晒夜露七日足，取出用井水洗三次，即用井水浸之，每日换

---

① 百晬（zuì 最）：特指婴儿满百日。

水三次，三日足捞出晒干。用明矾八两，皮硝一斤，滚水七碗，将矾硝入水盆内搅匀，凉温去渣，将半夏摘取皮脐，入矾硝水内浸之，日晒夜露七日足，取出用井水洗三次，即用井水浸三日，每日换水三次，捞出晒干。水浸不歇搅乃妙。

川贝母二两　官硼一两　人参五钱　甘草四两　丁香五钱　薄荷四两　白豆蔻三钱　沉香二钱　枳实三钱　木香三钱　川芎三钱　陈皮五钱　肉桂三钱　枳壳五钱　青皮五钱　砂仁五钱　五味子五钱

共十七味成咀，用滚水十五碗凉温，将半夏同药入水内浸十四日，勤勤不时搅之，日晒夜露十四日足，取出半夏，将药水晒将干未干时，取入白布袋包裹半夏于中。将净地挖一坑，内注山黄土筑实，于中又挖一小坑，用桑柴火煨红，即去净灰土，放布袋于中，以热土拥之，上扣一瓦盆，盆底上加热炭火半斤，过夜取出，半夏晒干，收磁器听用。

遇有痰症者，用姜汤送二三钱。大便如冻，小便如鳔水，其病如火，如痰迷心窍者，将半夏三钱研细末，姜汁调灌，口中响音一声，痰化气顺而醒。若不信者，取二三枚研入痰碗中，即刻化痰为清水，此为痰门之圣药也。

全蝎丸

全蝎　油桃　明矾各一两　雄黄　川贝母各五钱　黄占①

---

① 黄占：黄蜡。

五钱

瘰疬，夏枯草汤下；痰核，酒下；湿痰流注，酒下。余外诸夏枯草汤下。每服一钱五分。敷药，胆星桃花散葱蜜调。别方用核桃肉不用桃油①。

乌金丸

治妇人临产产难，孩逆，子死腹中，胎衣不下，产后腹疼，恶血攻心，昏闷血闭，一十八般产诸症，未行经及行经腹疼，血脉不通，跌扑损伤等症。

川大黄一斤，另为尘末　苏木三两，用河水五碗煎汁三碗，去渣存汁　红花三两，炒黄色，用酒三碗煮汁，去渣　大黑豆二升，酒煮取豆浓汁一碗

先将大黄为末，以好米②醋五碗，文武火熬成膏，次下苏木、红花、黑豆汁搅匀，复熬成膏，刮下锅巴，焙研为末。

当归酒炒　川芎酒炒　熟地　白苓炒　苍术炒　香附醋炒　乌药醋炒　玄胡醋炒　桃仁去皮，另研　蒲黄炒　牛膝去芦。以上各一两　赤芍酒炒　甘草炒　陈皮炒　木香不见火　三棱醋炒　灵脂醋炒　羌活炒　地榆醋炒　山茱萸去核，焙干研末。以上各五钱　人参　白术炒　青皮炒　木瓜各三钱　良姜四钱，炒　没药　乳香各二钱，炙油

上为细末，用大黄膏为丸，弹子大，用酒开服，若产

---

① 桃油：与方中"油桃"必有一误，疑"桃油"为是。
② 米：原"米"字后有"七"字，于义不通，故删。

后无乳加花粉_{三钱}、归尾、山甲_炒、黄连_{各三钱}。煎酒开服，令乳母将手搓乳头千余下，其乳自出。

活络丹

治诸风湿痹，半身不遂，瘛疭^①瘫痪等症，能宣通气血，宽膈除痰，健步壮筋，清心明目，年逾四十当服，永免风气之病。

防风_{净，二两五钱}　麻黄　白附子_{酒浸}　粉草_炙　小川芎　桂心　草豆蔻_煨　羌活　天麻_煨　藿香叶　何首乌_{黑豆九蒸}　白芷　黄连　黄芩　熟地　大黄_{酒蒸}　木香　沉香　僵蚕_{姜汁炒}　白花蛇_{照前制}　北细辛　赤芍_{酒炒}　丁香　玄参　天竺黄　人参　青皮_{醋炒}　川乌_{姜汁炒}　大附子_{俱用童便浸泡，去皮脐}　香附_{童便浸，炒}　白蔻仁　骨碎补　白茯苓　白术_{盐水炒}　没药_炙　安息香_{酒煮}　虎胫骨_炙　明朱砂_{研飞}。以上各一两　当归身_{酒洗}　干葛_{去皮}　全蝎_{去翅足，酒洗焙}。各一两五钱　血竭_{另研，七钱五分}　龟板_{一两，酥炙}　乌犀角尖　麝香　白松香_{一钱}　乌梢蛇_{取中截，酒浸去皮，将背肉焙干。有一棱尾小眼不陷者真}　牛黄_{另研}　冰片_{另研}。各三钱

以上五十味，上为细末，和炼蜜为丸，如弹子大，金箔为衣，蜡封，每服一丸，温酒送下，共用蜜五斤。

---

① 瘛疭（chìzòng 赤纵）：惊风，痫病。亦泛指手足痉挛。

牛黄清心丸

治诸风痰瘕①疢，语言塞涩，健忘恍惚，头眩连目，胃中烦郁，痰塞喘嗽，精神昏愦等症，或小儿风热上壅，抽搐发热，或急惊，痰盛发搐，目反口噤，或大人伤寒，汗下之后烦躁发热不解，并宜治之。

牛黄真者，一两二钱，另研　麝香另研　龙脑另研　羚羊角另研　乌犀角尖另研。以上各一两　当归身　防风去芦　黄芩　白术米泔水浸，除土，炒　麦门冬去心　白芍酒微炒。以上各一两五钱　柴胡去芦　桔梗去芦　白苓　大黄豆卷　芎䓖酒浸　肉桂好者方入　杏仁去皮尖　阿胶蛤粉炒成珠。以上各一两二钱五分　蒲黄炒　神曲略炒，各二两五钱　明雄黄八钱　甘草五钱　白蔹七钱五分　干山药二两　川干姜炮，七钱五分　枣仁炒，一两三钱　朱砂水飞，一两　金箔一千三百片内，除一半为衣，余另研入　大枣黑肥者，蒸，去核皮，取净肉二两研入，炼蜜和丸

上为细末，以枣糕和炼蜜为丸，每丸重一钱，金箔为衣，蜡壳收贮，或罐以蜡封，一二丸随病酌用，白滚水送下，随病用引。

益母丸

治妇人胎前产后诸疾，调气血，通经活脉，安胎，催产。

川芎二两　当归二两　熟地二两　木香一两　赤芍一两

---

① 瘕：原无，据文义补。

砂仁一两　玄胡一两　香附四两，四制　益母草红花便入药，用白花连根叶俱在，石臼内捣烂，滤去渣，取浓汁，入砂锅内，文武火熬成膏，黑色为度，用半斤

上入益母草膏二两，加入研匀药末一两，炼蜜为丸，弹子大，每用一丸，酒调服。如逐瘀血，加童便；呕，加姜汁；气喘心腹痛，炒盐汤下；有寒热，薄荷汤下。此丸大约产后、经后逐瘀之功为胜。一方加人参、血竭等药，其药宜晒十分干，免至上白。

抱龙丸

治小儿惊风中风，风痰壅盛，急慢惊搐，咳嗽寒热，四时感冒，潮热泄泻等症。

胆南星二两五钱　天竺黄　白术治　白芷　天麻　枳实僵蚕　蝎稍水洗去盐，焙干。以上各二两　白附子　防风　砂仁薄荷　雄黄　真琥珀　地龙干以上各一两　安息香五钱，制同前人参茯神各二钱　牛黄　冰片各二钱　麝香一钱　珍珠一钱朱砂三两，水飞如前入法

共二十四味为细末，用炼蜜约四斤为丸，每颗一钱，金箔为衣，随症用引。

苏合丸

治中气或卒暴，气逆心痛，鬼魅恶气，厉寒厥逆，山岚瘴气，邪疟气痢，蛊毒等症。止呕哕，定霍乱，散风寒，治吐泻。

沉香坚黑者，另研　丁香另研　檀香　木香南的　藿香叶

羌活　薄荷　细辛　白豆蔻　荜拨　安息香_{船上来的真，酒浸蒸入炼蜜}　白术_{陈土炒}　没药_炙　乳香_炙　乌犀角尖　明天麻　乌药　绿升麻　香附子　砂仁　陈皮　厚朴_{姜汁炒}　柯子_{去核，略炒}　麻黄　白芷　僵蚕_{姜汁炒}　胡椒_{各一两五钱}　麝香　冰片_{以上各一两}　苏和油_{四两，另装入滚水煮一时，去水气}　朱砂_{水研飞，三两}

上为细末匀，先将白蜜七斤煮滚，滤去沫，再炼至滴水成珠，先取一斤与朱砂合油息香和匀，再下各药末，共在石臼内捣千余下，次者入炼蜜调和，不可太稀，约有六斤，以蜡壳封贮或磁罐收，姜酒送，各因病调引。

内科杂症

偏头风方

取槿树子于瓦上焙燥，揉去毛，要干净，研细末，每服三钱，将沙糖拌酒服，须尽量一醉，盖暖出汗即愈。

治膈噎方

柿子蒂三十个，新瓦上焙，为末，入瓦罐加酒酿一斤，封固，隔汤煮，瓶上用米几粒，煮至米熟为度，窨①几日，去火气。取酒一杯，隔汤温服之后，腹中作响，呕出痰涎，其疾乃苏，如解出屎如羊粪者不治。

---

① 窨（yìn 印）：窨藏，深藏。

腰背疼痛及久远白浊

破故纸　杜仲各四两　肉桂七钱　牛膝一两　牡蛎一两，童便制　胡桃肉泡，去衣，净三两

捣和炼蜜为丸，桐子大，每服四钱，空心淡盐汤或陈酒下。

又方

牛膝　杜仲盐水炒　归身　川续断各三钱

作一贴，水煎服，服时加酒一钟。

痰火

梨汁　莱菔汁各一碗　竹沥一钟

共煎熟，作七八次服，其痰自化。

火丹遍身赤肿

寒水石二两　石膏三两　黄柏一两　甘草一两　为末，芭蕉汁调敷。

遇仙丹

凡人饮食不节，脾胃受伤，停积日久，仓廪不清，湿中生热而诸虫生矣。令人必胃常痛，口吐清水，肚腹嘈杂，面生斑点，或嗜茶米油炭，相类而喜，或遇冷热滞腻，触类而痛，久而不已，虫又生虫，难为疗矣。此药治男女一切虫症，大者即下，小者自化为水。

黑丑一斤，半生半炒　三棱四两，醋炙　茵陈四两　槟榔八两

皂角_{泡，去皮弦，四两}

为末，飞面打糊为丸，每服二三钱，空心姜汤下，须于上半月服之，因虫头向上故也。

治疝气方

大茴香_炒　小茴香_{炒，各一钱}　荔枝核_{五个，炒，搥碎}　橘核_{五钱，炒}

共为末，红糖调酒服，一服止痛，三服除根。

擦牙散

此药固齿益精，乌须黑发，兼治风火牙痛，如神。

歌曰：养生不必炼丹砂，每日清晨只擦牙，其效不过三个月，齿固津生发如鸦。

没实子_{四对，公母同用}　川椒_{一两，去目}　补骨脂_{一两，烧灰存性}　文蛤_{一两，烧灰存性}　何首乌_{二两，乌豆煮}　人参_{五钱}　明松节_{取炭}　青盐_{三钱}

共为细末，每早擦牙，咽下亦可。

立止牙疼

荜拨_{五分}　麝香_{二分}

共研末，擦痛牙上，即愈。

积聚饱胀

治饮食所伤，以致遍身疼痛，腰腿强，手足麻，胃脘疼，胃满腹胀，一应积聚，黄疸热鼓。

木香_{一钱}　沉香_{一钱}　槟榔_{一钱}　萹蓄_{三钱}　茴香_{一钱，微}

炒　瞿麦五钱　大黄一两，微炒　麦芽一两五钱

上为末，磁瓶封贮，每服三钱或五钱，五更热酒调下，能饮者多饮二三杯，仰面卧，手叉胃前至天明，出下大便如鱼脑，小便如血为效。忌生冷硬物及荤腥，止①食米粥。

治疸黄症

皂矾拣净三斤，锅内溶化，装入罐中，盐泥封固，周围金粟②，火烧三昼夜，气味极臭，须在露天处烧，俟冷定，取出其矾，红如银朱，每斤只得二两，如不红，罐再烧。治疸黄病，用烧红矾四两，真血竭二两，食盐五两，白面二两，水调为丸，如绿豆大，放锅内炒枯，浑身如痱子状为度，每服一钱，酒下，日三服。大便先下秽物，二日后便净，三日转色，十日全愈。不论五种疸病，皆是湿热所致。忌鹅猪首血。

药酒方

治一切风气，跌打损伤，寒湿疝气，血滞气凝。此酒善通经络，沉疴久病，罔不神效，每饮三五杯，立见止痛，若预饮之，跌伤不痛。

紫荆皮一两　牡丹皮一两　五加皮一两　羊踯躅五钱　乌药一两　官桂五钱　川芎一两　延胡索一两　木香五钱　川羌

---

① 止：仅，只。
② 金粟：桂花的别名。

活五钱　明乳香五钱　川郁金一两，要如蝉肚者为真，粗大者乃姜黄也

上为粗末，绢带盛，用细花烧酒十斤，以药带悬缸口内，煮三炷香放土地上三宿，随意用。

鹤膝风

蜂房一个烧灰，酒下，次用牛蹄壳烧灰，亦酒下，即愈。

湿痰流注

土茯苓一斤，四两磁瓦片去皮一制：四两用当归煎汤一两，酒制；四两用川芎煎汤一两，童便制；四两用白芍药煎汤一两，河水制；四两用熟地煎汤一两，米泔水制。制过土茯苓每干末一两入酒浸何首乌一钱　防风一钱　人参五分

水煎，食后服。若头痛加川芎，腰痛加杜仲，腿痛加牛膝，遍身痛加羌活，各一钱。忌烧酒、牛肉、房事，切记。

眼　科

明目方

凡用眼镜者，必年近五十外，目力不济之故，若照此方服之，不用眼镜能观细字。北门丁茂甫请先生在家，年已八十余矣，目观细字。云彼时年近五十用眼镜，逢一徽州老僧传此方，服之只一次，直至年迈永不用眼镜，是其

功效。又云甚者服三次，终身明目。

真川芎一两　马兰头汁二碗　羊肝一具，不落水，不犯铁器。
将干净布拭去血，同入砂锅炖干，须常将箸翻转，不合肝有焦色。心好酒服，
服后须静养半月，不使眼目劳顿，忌食辛辣、葱、韭、蒜、猪首、发物等项

制炉甘石法

上好炉甘石一斤，如绿豆大块，入铜锅内，用童便淹
二指深，用桑柴火煮，口尝有咸味方止。将甘石选用四
两，号为龙砂，做法：将前煮过甘石九两入罐封固，用桑
柴火升半炷香，冷定取出成粉，听用。

五烹做法

用前升过甘石粉四两研细末，号为五烹砂，听用。

虎液做法

将前甘石粉五两

荆芥　薄荷　紫苏　防风　羌活　连翘　蕲艾　苍耳
子　槐角　赤芍　黄连　千里光　猪胆　荣术　藁本　冬
桑叶　牛蒡子　茺蔚子

每味三钱入铜锅熬汁，去渣澄清，又将药渣熬水待
冷，飞虎液甘石，入前升过成粉的甘石三两，煮干药汁，
又入姜汁三钱，焙干听用，号为虎液。做法①：将前选出
甘石四两作龙砂，用千里光、蚕沙、桑柴烧灰各一升，以
童便烧滚调湿，将皮纸托着，又用童便烧滚，滴汁二三碗

---

① 做法：据上下文，此处当云"龙砂做法"。

入甘石，在汁内煮干，入罐封固，又煮大半炷香，冷取出，是真正龙砂，听用。

对眼药法

龙砂七分为君，虎液三分，五烹二分，片一分二厘，共合一处，研细无声，点一切云翳腐肉、赤红翳障。

又　方

前制就虎液一两，龙砂一两，共合一处听治。

荆芥　薄荷　玄参　防风　白术　蕤仁　白芍　栀子　连翘　干葛　当归　黄连　黄柏　黄芩　柴胡　升麻　地黄　木贼　细辛　车前子　枸杞　白芷　蝉蜕　槟榔　桑白皮　夏枯草　旋覆花　千里光　鹅不食　蔓荆子　谷精草　草决明　天花粉　龙胆草　白菊花　石决明　白蒺藜　香附子　青葙子　白豆蔻　密蒙花　天麻_{大煨，去皮}

上共四十二味，诸切片入铜锅，去水浸三日，熬汁去渣澄清，煮前虎液龙砂，共合煮几次，口尝有苦味方止，号为凤翎，听用。

对开瞽①药法

凤翎_{一钱}　龙砂_{二分}　虎液_{一分}　珍珠_{三分}　血珀_{二分}上片_{一分二厘}　赤金_{三十张}

共研无声，磁罐收贮。任点多年瞽目，一切厚翳

---

① 瞽（gǔ古）：眼瞎。

等眼。

又　方

虎液_{七分，为君}　朱砂_{一分}　龙砂_{三分}　五烹_{二分}　大片_{六厘}

共研无声，磁罐收。点一切风火赤瘴或痒疼痛等眼。

喉　科

治喉痹方

用壁上蜘蛛白窝，谓之壁钱，取七个烧灰存性，食盐烧过者红盐用数厘，合壁钱灰为末，以鹅翎管吹之即通。

乳蛾不论单双

土牛膝根入糯米七粒，捣烂取汁，加人乳少许，从鼻孔滴入一点，呕出痰涎即愈。

乳蛾烂者神效

人中白_{火煅过，三分}　冰片_{二分}　研细，先以陈醋含一口，略停片时吐出，引热痰，然后将药吹上。

血　症

大便下血

用椿白皮一味，即樗①皮，用陈醋拌，新瓦上炒，如

---

① 樗（chū 出）：木名，即臭椿。

此九次，为末，每服三钱，空心白汤调下，热黄酒亦可。

吐　红

陈棕要二十年者佳　陈葫芦　头发洗净，各等分

用新阴阳瓦二片火煅存性，研细末，每服三钱，黄酒下，三服即愈。收功用白绒毛乌公鸡一只，杀去毛肠，砂罐煨，将小儿脐带一条，看身强弱加人参，强者一钱，弱者五钱，同鸡煨服。

治小便溺血

棉花子炒黑，不拘多少研末，热黄酒调服。左脚指节有毛处灸一小艾如豆大，即愈。

又　方

藕节二钱，搥碎　生地　滑石各三钱　当归尾一钱五分　通草　山栀仁　甘草梢　淡竹叶　蒲黄　小蓟各一钱

水二钟，煎一钟，空心服。

心　痛

治九种心痛

巴豆霜三分，去油　五灵脂三钱七分，炒　公丁香一钱七分

共为细末，再用黄米一合，炒熟为细末，社醋①调为丸，桐子大，将药末为衣，老人与小孩子服九粒，中年人

---

①　社醋：明代宋公望《宋氏遵生》中记载的一种用糯米酿制的食品。

服十一粒，亦要看症之轻重，诸醋汤送即愈。

又 方

蒲黄　五灵脂　赤芍　陈皮　木通各一钱七分　乳香
没药各一钱

煎好入苦卤三茶匙调服，永不发矣。

又方非心痛，乃胃脘中痛极

沉香二钱　五灵脂三钱，炒　苏木二钱　乳香三钱，炙　红
花三钱　豆蔻二钱　檀香末二钱　胆星三钱　木香二钱　丁香二
钱　朱砂一钱七分　肉桂一钱　琥珀二钱

共为末，砂仁汤调服。

治胃脘疼痛

木香二钱三分　明矾四分　滴乳香一钱三分　雄黄二钱三分

共为极细末，磁罐收贮，不可走气，发时以五分含舌
上，以酒吞下，立愈。

咳　嗽

青州白丸子

治诸般痰症、咳嗽。

大半夏姜汁泡七次　白附子洗净，略炒　川乌泡，去皮尖，姜汁
炒　南星洗净，姜汁泡，炒　天麻煨　全蝎各等分，酒洗，去头足，炒

为细末，用生姜自然汁煮糊，和药为丸，如梧桐子
大，每服十丸至二十丸，食后或茶或汤下。如瘫痪，温酒

下，一日三服。惊风，二丸，薄荷汤下。

久嗽膏子药方

余因嗽病，服煎剂三十贴未效，有老医黄如云熬此膏，服之而愈。后二年，因冒风寒，咳嗽复发，老医去世，其徒与予契合，即以此方传之，服之而愈。

怀生地二两　牡丹皮一两五钱　玄参一两　黄芩一两　白沙参二两　生甘草八钱　桔梗一两　知母一两　百合一两　川贝母去心，一两五钱　百部一两　款冬花一两　天门冬一两，去心　麦门冬一两，去心　广皮一两　枳壳一两

用水熬汁，去渣，再熬成膏，每早空心滚水调服。

治老人咳嗽

用秋白梨一只，挖去核，款冬花要拣净，将好蜜拌浸，然后装入，仍将梨面上一块盖好，放碗内隔汤煮，露一宿。次日清晨初醒时温热，徐徐呷下，俟其流入肺经，三次，无不全愈。

疟　疾

疟疾奇方

此药名仙鹤草，生于田边、废屋院、荒地，俗名黄蒿，茎粗叶细多子，气味香爨①者即是也。五月五日或遇

---

① 爨（cuàn窜）：鼎欲沸貌，此指香气浓烈。

节气，采叶子阴干，研末或为丸，头一日晚预服三钱，次早迎疟向东，热黄酒服三钱，万一无酒，以姜汤代之，忌一切生冷发物半月。药虽寻常，实系奇方，服此药效者存方施药，或浑身发热者，黄酒服即愈，或暑天走路喉干口热者，冷水调服即能除热。

又　方

常山一钱二分，酒炒　槟榔八分　草果八分，去壳，面煨　青皮八分　陈皮八分　甘草三分　茯苓八分　柴胡八分　贝母一钱，去心　丁香三分

水半钟、酒半钟同煎，露一宿，次早煎热，朝东服即愈。

又　方

茯苓一钱　槟榔一钱　常山一钱五分　甘草三分　丁香七个

此药装入罐内，用陈老酒二碗浸一夜，次早将药罐封口，置锅内重汤隔水煮一炷香，当发疟日预先空心服之。服后忌二餐不食并忌茶，只可饮滚水，忌生冷肉面荤腥油腻等物。七日永不再发，虽病二三年者，一吐而愈，功效如神。孕妇莫服。

痢　疾

一切痢疾

治痢症初作，腹痛后重，推陈致新，和平不伐，有积

去之，无积即安，大有功效。

川黄连一斤　吴茱萸二两，泡汤，炒黄连　木香四两，不见火　槟榔四两　庄大黄四两，酒蒸

上共为末，醋糊为丸，如梧桐子大，空心米汤服三钱，如大便不泻，再服三钱即愈。

又方

苍术六两，米泔水泡三日，切片，炒　川羌活四两，炒　川乌一两，姜汁炒　大黄一两，炒　杏仁七十粒，去皮尖油

共为细末，磁罐收贮，每服二分五厘。红痢灯草汤下，白痢姜汤下，如红白相兼，灯草、姜煎汤调服，水泻米泔水下。切忌生冷荤腥油腻等物，早晚二服，四五日即愈。体壮痢重者，每服四五分亦可。

又方

川黄柏蜜炒　川黄连　广木香

各为细末，以黄柏一钱为君，红痢多用黄连六分、木香四分，白痢多用木香六分、黄连四分，如红白一样，黄连、木香各五分。用高醋调匀，加滚水共和一钟，清早服，至重不过二三服全愈。

又方

治下痢脓血相杂，里急后重，腹痛。

木香三分，水磨汁入药，不见火　槟榔三分　黄连三分　大黄八分　黄芩八分　枳壳五分，麸炒　当归一钱五分　芍药三钱

下痢用炒，后重用生水二钟煎八分，食前服。

牛黄小金丹

治诸痢并胸腹胀闷。

白芥子五分，炒　苏子五分，炒　沉香五分　木香五分　大黄一钱，生用　生半夏一钱　巴豆五分，去油　蓖麻五分，去油　橘红五分　人参一钱　冰片三分　麝香三分　真牛黄丸五分。如无，用西牛黄一钱

上为末，炼蜜为丸，如小米大，每服五七九丸，忌生冷面食荤腥三日，空心服。服后半日不食一切物件，嘱！嘱！

久痢不止

用茜草一握，熬水置盆内泡脚指头略上些即愈。切不可泡至脚背，恐痢止后大便涩滞，嘱！嘱！

瘰疬

夏枯草汤

专治瘰疬、马刀，不问已溃、未溃或日久成漏。夏枯草六两，水二钟，煎七分，去渣，食远服。此味治瘰疬之圣药，虚甚当煎浓膏服，并涂患处，多服益善。兼十全大补汤加香附子、贝母、远志尤妙。

又　方

夏枯草三两　连翘二两　蓖麻子仁一两

猪大肠一段，装药在内，两头扎好，砂锅内煮极烂，面和为丸，每服三钱，半饥半饱酒送下。其效如神，外加九龙草尤妙。

又 方

夏枯草八两　昆布二两，洗　海藻二两，洗　广皮一两　甘草五钱　连翘一两五钱　玄参一两　柴胡一两　贝母一两五钱

水三十碗，先将夏枯草放锅内，煎至水一半方下诸味药，又煎至一半七八碗时，将药渣捞起，挤去渣汁，仍倾入砂罐内，用桑条搅，候其浓厚，将贝母为末投入，收其药即成膏矣，不拘时服，日食几次，白滚水调下。

瘰疬膏 已溃生肌，未溃内消①

轻粉　麝香　珍珠　血竭　乳香　没药　铜青　黄蜡各六分

上为细末，用明亮松香八钱，杏仁（去皮尖）、蓖麻子（去壳）各二十八粒，前后研极细末成膏，和前药末共捣为一处，磁罐收贮，以绢摊贴患处，勿犯铁器，勿见火为妙。

瘰疬破烂膏药方

蜈蚣五条　僵蚕二钱　全蝎五个，诸为末　皂矾四钱，为末

桐油四两熬熟，将四味末收之，倘熬油不老，加炉灰

---

① 内消：运用消散的药物，使初起尚未化脓的肿疡得到消散。

少许即好，看疮摊贴一膏可愈，妙。原方用壁虎，因戒杀，故以僵蚕、全蝎易之。

穿溃疬子

肥皂子取白仁，每个配土贝母十个、白矾一钱，逐个疬疮以肥皂子一个为配，共为末，米饭为丸，空心每服一钱，如要速愈，一日服二服。

痔　漏

秘传内消痔漏

川黄连酒炒　槐花末炒　冬青子焙干，各四两

上三味入猪大肠扎好，煮烂极，入后药。

明雄黄　朴硝各一两　白矾一两　青黛五钱

将白蜡熔化，入青黛和匀，取起冷定，再研为末，和前药捣匀，如硬加醋，糊成丸，桐子大，空心酒下百丸。忌五荤、房事、发物，二个月后永不发矣。

五痔九漏

青黛半斤，飞过　槐花蕊半斤，炒焦　白芷微炒　当归酒炒　象牙焙脆为末，各一两　犀角五钱　朱砂八钱

共为细末，面糊为丸，清晨先嚼核桃一个，米汤送下二钱五分，到晚酒送下二钱五分，年远者三七可以见效。退管生肌，忌房事、发物。

又 方

人脱筋即指甲，炒　女人头发煅　羊角　川山甲炒　蜂房炒　蝉蜕炒　蟒螂各等分，炒

炼蜜为丸，每服一钱，或汤或酒下，空心服，半月全愈，并用凤仙花煎汤洗患处。

通肠痔漏

管仲①　角刺　槐角炒　蝉蜕　五棓②炒，各一斤　侧柏叶半斤　青衣苔半斤　象牙屑焙，二两　朴硝一两　滑石一两　乳香　没药各五钱　甘草　苍术炒，各四两

为末，蜜丸桐子大，每服一两，空心酒下。服药后三五日不动，再服麝魏丸一次。

麝魏丸

阿魏五分　麝香半分，炙　角刺五分　升麻五分

为末，蜜丸酒服。

十宝生肌散脱管③后宜敷

乳香　血竭　儿牙　象牙末　象皮炙　赤石脂　龙骨各一钱　珍珠三分　琥珀三分

各制研细末，每用少许敷上，又加没药一味亦可。

---

① 管仲：贯众。

② 五棓：五倍子。

③ 脱管：将具有提脓化腐作用的药物作成捻子（或线、钉、棒等），放入窦道或瘘管中，使管壁腐蚀脱落，以达到去腐生新，治愈疾病的目的。

收功八宝丹

牛黄二分，雄黄亦可代　朱砂二分　珍珠二分　琥珀二分
人参五分　麝香半分　地榆　五灵脂各一钱

共为末，蜜丸蚕豆。用鲫鱼刷净，将药放肚内，线扎紧，葱椒酒煮，空心服。

内消痔漏，脱管生肌

番木鳖①四两，切片去衣，用青布包入瓦罐内，用酒八盏煮，将干，取酒一盏留用，余木鳖煮干至皮毛焦枯，取出木鳖焙为末。　明矾六钱
蚕茧四十个，烧灰存性为末　败龟板一个，酒浸，炙黄为末　穿山甲
四十片，要四五分重者，陈土炒为末　蝉蜕四十个，烧灰存性为末　蜂
房一个，每孔内入小赤豆一粒，煅为末

共八味，用生绿豆粉酒打糊为丸，绿豆大，每服五六分，空心白酒下，即止痛。如不痛者，服药复有微痛，出脓后愈。如干者，服药后出臭脓，次出水后，管即消，七日出管，半月全愈。

---

① 番木鳖：马钱子。

卷　三

急　救

解诸鱼毒

紫苏煎浓汤，服之即愈。

蝎蛳毒

用硫黄取灯略点灼燎①之痛止。

蜂刺毒

用醋磨雄黄涂之，或蚯蚓捣敷。

又以芋苗搽之，效。

中砒霜毒

采冬青叶捣汁，温酒调，灌下，少顷其毒即解。

中　蛊

凡头面上有光，他人手近之如火炽者，此中蛊也。

用蒜汁半两冲酒服之，当吐出如蛇状即愈。

又以胡荽根捣汁半斤，和酒三碗服之，使蛊自下。

中轻粉毒

用黑铅五斤打壶一把，盛烧酒十五斤，纳土茯苓半

---

① 燎：原作"燦"，据文义改。

斤，乳香三钱，封固，重汤煮一日夜，埋土中出火毒，每日早晚任饮数杯，溺者以瓦盆接之，当有粉出。服至筋骨不痛乃止。

水银入耳

以金枕耳边自出。若水银入肉，令人筋挛，以金物熨之，水银乃出蚀金，其病即瘥，以金白色为验。

又，本草云：荷叶、松叶、松脂、谷精草、萱草、瓦松、夏枯草、雁来红、马蹄香、水慈姑诸种煎服之，皆能制水银。

中冰片毒

热酒服冰片钱余则真气散乱，血脉沸腾，七窍中流血而死，饮以新汲水可愈，昔文信国贾平章皆服。

受煤熏蒸毒

饮冷水可解，或萝卜捣汁灌口鼻，移向风，诸能醒。凡熏煤之家于炕内者，多因炕漏秽气熏蒸致，有此事须房中置水一盆，并窗户有透气处，则无害矣。

蛇 咬

用半枝莲捣汁冲酒服，渣敷患处即愈，语云：有人识得半枝莲，可与毒蛇眠。青蛸、地扁①、望扳鬼之类，非此草不能解其毒。

---

① 地扁：即地扁蛇，蝮蛇之别名。

半枝莲不独治蛇咬，兼治发背，煎酒服，外敷。如已溃，将半枝莲阴干研末，弹上，神效。

又 方

急服陈醋二三碗，令毒不随血走，或饮麻油一二盏或雄黄研末服，大效。

又 方

用棉花嫩苗头略入些，须盐捣烂，取自然汁冲酒服，渣敷患处，如无花苗之时，用明矾熔化，以银簪挑滴伤处，甚妙。

蜈蚣蜥毒

白矾　半夏各等分

共为末，醋调敷，痛即止。

蜈蚣入口

鸡子清滴入喉中即吐出。

虎 咬

先吃清油一碗，次用油洗疮口，又用白矾末敷伤处即愈。

马 咬

艾灸疮上并肿处，再用人屎烧过，末敷上立愈。

狗 咬

用麻骨烧灰敷伤处。又方，用茶叶一撮，入口嚼烂，加沙糖调涂患处即愈。

疯狗咬

虎胫骨二钱，研末热酒送下，亦用白矾末掺①疮口即愈。

又　方

斑蝥七个同糯米炒，以米色黄为度，去米将斑蝥去头、足、翅，研末，热酒服，小腹痛、小便出血珠即愈。如仍前痛，再服三个。愈后避风四十日。服下不痛者难治。

又　方

细辛　白芷　雄黄各一钱　麝香少许

为末一服即愈。

人　咬

栗子肉嚼烂盖上即愈。

救缢死

但心中微温暖可活，急抱死人，勿放倒，将绳解去，不可割断，若绳一断，其人身必坠倒，气不能接则难救矣。须扶正，以一人手掩其口鼻，两人左右吹其两耳，一人提其发不可放手及屈伸其手足，摩将②之，少活。男用雌鸡、女用雄鸡冠血滴口中即活。

---

① 掺（chān 搀）：搓，涂抹。
② 将：据《金匮要略》卷下《杂疗方第二十三》，当作"捋"。

又　方

胃前温可救，用有大力之人轻轻撮起，另着一人用物垫脚，将绳解开，撮者款款抱下放侧卧，以膝抵住后窍，使气不得下出；令一人踏其肩，以两手拔其发常紧；一人微微捻正喉咙，灌以山羊血；以手擦胸上散动之，擦臂足屈伸之；若已僵仆，渐强屈之；又按其腹。如此久久，气从口出，复呼吸眼开，则渐苏，但勿至劳动。与以淡官桂汤及粥汤润其咽喉，重令二人以笔管吹其鼻。

又法用皂角、细辛等分为末，如大豆许，入两鼻孔，若打喷嚏则活矣。

救寒天冻死

虽肢直口禁，有微气者，用大锅炒灰，令暖袋盛之熨心上，冷即换之。俟目开，以温酒润之，清粥稍与之食，不得以火炙。又用毡或蒿荐①卷之，以索缚，令人相对，使其往来滚转，以四肢温为度。冻极之人，令居密室闭气，温衣被盖，暖饮温酒，不可近火烘，烘则笑而殒矣，若饮极热则齿脱。

救暑气热死

用温酒摩洗其心腹，如在途中，急取路上热土置脐腹间，令人撒尿于脐泥中即活，若用冷水冷之即不能活。

---

① 蒿荐：用麦秸或其他谷草制作的席子。

刺出肚肠

用小麦五升，水九升，煮四升，绵滤渣净，汁待极冷，令病人卧席上，一人含汁喷其背，则肠渐入。喷时勿令病人知之及多人在旁言语。

自刎

治刎喉者，先以三七、乳香、没药、血竭、儿茶各等分煮，线缝接内断之喉，再将药线杂以鸡身绒毛缝其在外所割之处，加以止痛之药敷之，活者十有八九。

救溺死

溺死一宿者尚可救，捣皂角末，以锦裹或石灰纳谷道内，须臾出水即活。

又屈死人两足着人肩上，以死人背贴生人背担之，吐出水即活。

又倒悬，解更衣服，去脐中垢，令两人以笔管吹其耳，于脐上又灸。

又打壁泥一堵置地上，以尸仰卧其上，更以壁泥覆之，止露口眼，使水气吸入泥中，人遂苏。炉纸灰并炒沙覆埋亦可，沙冷即换。

又用醋半盏灌鼻中或倒悬，以好酒灌鼻及下部。凡溺死之人初为救起，仍有微气或胸前尚暖，即速令生人脱贴身里衣，为之更换，抱担身上，将尸微微倒侧之，令腹内之水流出，若水往外流即是生机。一面用粗纸燎灼，取烟熏其鼻窍，稍熏片时，取皂角研细末，又吹鼻窍，但得微微一嚏喷则生。

又冬月溺水之人如已救起，虽人事不知，但胸前有微温，可以前法救之。倘或微笑，急掩其口鼻，当急挞之至于痛哭，惟哭不止者，百无一失，缘其寒水入心肾二经故也。

又溺水救起之人尚知哭泣者，即令人拽之飞走，一面将温酒与之饮一二杯，觅干衣换之，仍令飞走一二时更妙。

跌压昏晕不醒，生气尚存

令一人坐地扶起，抱之怀中，拳其两足，束其两手，以膝膝①其谷道，不令泄气。觅童便乘热灌之，一面用当归、生地、白芍、川芎、桃仁、红花各一两，山楂二两，大黄一两，童便一碗，用急流水煎，倾入大碗，熏伤人鼻孔，令药气透入腹中，遂以小杯陆续灌尽。药既行动，人必欲解，仍须紧抵谷道，必使腹中有声，方可令其解出瘀紫，变解真粪。不可轻易即服补剂。

又　方

以酒冲山羊血，服立愈。

跌压胸前，尚有热气

半夏捣碎，用生姜汁拌一块，塞鼻，少顷气通即活。

---

① 膝：疑为"顶"。

接骨膏

绿豆粉用新铁锅内炒，至紫色为止，用新汲水调厚糊成膏，或布或绢摊贴患处。

外 科

乌龙比天膏

治腿痛腰疼，下元虚冷，五劳七伤，半身不遂，膀胱疝气偏坠，脚手顽麻，铁打损伤，恶疮，肚中冷积块，及无名肿毒，痛疽棒疮，赤白带下，遗精白浊，下淋疥疮，百病除根。衰弱老人贴此膏月余，步履康健，其效不可尽述。

甘草二两　血余　川山甲　木鳖子　象皮　杜仲各一两蓖麻肉一百粒　当归酒洗　川芎　生地　熟地　天冬去心　麦冬去心　远志去梗　牛膝去芦　虎骨酥炙　官桂　川续断炒桔梗　肉苁蓉酒洗　杏仁　香附童便浸，炒　厚朴　玄参　白芷　半夏姜汁制　天花粉　金银花　陈皮炒　青皮　木通白芍药　赤芍药　枳壳炒　苍术米泔水浸　白术　大腹皮黄连　黄柏　黄芩炒　栀子炒　茯苓皮　大黄　柴胡　荆芥　防风　白僵蚕　干葛　薄荷　紫苏　升麻　羌活　独活　黄芪　百合　紫菀　五加皮　贝母去心　苦参　丹皮川乌　草乌　沉香　藿香　甘松　白檀香　山奈　藁本砂仁　草豆蔻炒　乌药　白豆蔻　槟榔　三棱　莪术　小

丁香　菖蒲　皂角刺　木瓜各三钱　公猪胆三个　槐枝一两矾石一两

用麻油十斤，将药剉碎，入油内浸，春秋五日、夏二日、冬十日，武火煎五六滚，用大槐棍一条不住手搅，看药色枯干提起，候温，麻布袋滤去渣，再上文火煎，滴水中成珠不散为度。下黄蜡二两，白及末一两，阿胶末五钱，上好官粉一斤九两，水飞过，黄丹一斤九两，不时试之，看老嫩以不粘手为度，上文火溶化转黑色，又提起候温，缓缓下后细药。

乳香另研　赤石脂另研　没药　儿茶　血竭　龙骨煅阿魏　雄黄　朱砂以上各五钱　海螵蛸　麝香　冰片各三钱潮脑①二钱

上药十三味，研为极细末，入前膏内，不住手搅匀成膏，倾入水缸内，用手抽拔千余遍，浸水内七日去火毒，用磁罐盛之，遇用绸缎摊贴，或腰或脐或背或脊②上，每用四五钱重，药力方到。

一治五劳七伤，遍身筋骨疼痛贴膏肓穴、两肾俞穴、两三里穴。

一治痰喘气急咳嗽贴肺俞穴、华盖穴、膻中穴。

一治左瘫右痪，手足麻木贴两肩井穴、两曲池穴。

一治男子遗精白浊，女人赤白带下、月经不调、血山

---

① 潮脑：即樟脑。
② 脊：原作"瘠"，据文义改。

崩漏贴两阴交穴、关元穴。

一治赤白痢疾贴丹田穴。

一治腰痛贴命门穴。

一治疟疾男子贴左臂，女人贴右臂，或腰起即贴腰，或脚起即贴脚。

一治走气痛贴两章门穴。

一治火眼或左眼起贴左太阴，右眼起贴右太阳，左右俱起左右俱贴。

一治伤风鼻塞，涕流不止，喷嚏不休。

一治妇女乳痈贴患处，中留一孔。

一治腹中胀闷贴胃口。

一治痞块肥气贴患处。

一治下膝软弱贴两三里穴、两鬼眼穴。

一治偏正头风贴风门穴。

一治膀胱疝气贴两膀胱穴。

一治心气疼痛贴中脘穴。

一治寒湿脚气贴三里穴、阴交穴。

一治小儿鹤膝风贴鬼眼穴。

一治无名肿毒、瘰疬臁疮、杨梅顽癣、跌扑损伤贴患处。

一药忌：孕妇不宜贴。

右臂 华盖 左臂

膻中 中脘

章门 章门

丹田

关元

鬼眼 鬼眼

三里 三里

阴交 阴交

前身穴道

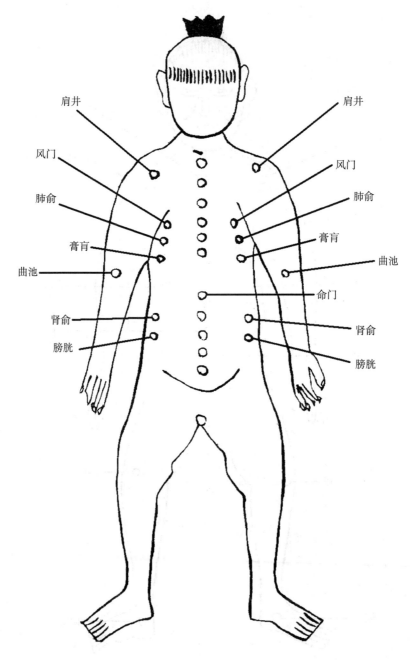

肩井　　　　　　　　　　　　　　　　肩井

风门　　　　　　　　　　　　　　　　风门

肺俞　　　　　　　　　　　　　　　　肺俞

膏肓　　　　　　　　　　　　　　　　膏肓

曲池　　　　　　　　　　　　　　　　曲池

　　　　　　　　　　　　　　　　　　命门

肾俞　　　　　　　　　　　　　　　　肾俞

膀胱　　　　　　　　　　　　　　　　膀胱

后身穴道

大麻药方

白芷二两　木鳖子二两,去壳,一云用沙炒　川芎二两　牙皂二两　乌药二两　半夏二两　紫荆皮二两　当归二两　大茴香二两　木香五钱　川乌一两,生用　草乌一两,生用

上共为末，每服一钱，好酒调下，麻木不知疼痛。或用刀割开取铅子①、取骨，以手整顿肋骨归原端正，用夹板夹定，然后整治，或箭入骨不出，皆可麻之。若人昏沉，用盐水或淡盐汤与服，即愈。

住痛散

乳香三钱　没药三钱　寒水石五钱,火煅过用　滑石五钱　冰片一钱

上共为末用，不论刀口、疮口，干掺即愈。

专治火器金刀带伤秘方

凡鸟枪子伤人，先用倭瓜瓤敷口外，孔内用冬瓜条通入取出火药毒，必用水银灌入，取出铅毒，使其不能发恶。又必须内服败毒汤使其毒气不能内攻，退毒止痛，庶可以医治。又用：

大黄三两　寒水石三两,煅过,取出去火　黄柏三两

上为末，香油调涂患处，立愈。

---

① 铅子：指枪的铅弹。

接骨丹

半夏一个　自然铜二钱　古铜钱二个，同自然铜，用火烧红，醋淬十一次　土鳖一个，入铜钱一处捣烂，锅内炒黄色，秤一两　乳香五钱　没药七钱　骨碎补七钱，去毛

上为末，每服三分，用导滞散二钱搅匀，热酒调服，药力行患处，痛即止。次日再进一次，药三分，导滞散五分，伤重者三服，轻者一二服，全愈。

导滞散

大黄三钱　当归一钱，俱炒

上为末听用。

洗诸般疮口方

木通　甘草

若疮口日久，加防风、花椒煎水，洗撒生肌散，立效。

治破伤风

露野蜂房一个，烧灰存性为末，黄酒调服，如牙关紧闭者，挖开灌药立愈。

治磕破

用艾叶不拘新旧，将真桐油和，捣烂贴患处立愈。

治汤火疮

鲜活水蚌一只，以猛火煅灰，将瓦钵覆地上存性，研

极细末，磁瓶收贮。有患者调芝麻油敷之，真清油亦可止痛。

又　方

凉水一大碗，将矿子石灰放在水碗内，用水面上浮的石灰沫子刮起，另着小碗装住，用真麻油合为一处，将鸡毛搅数次成团，擦上即止痛。

治疗疮发背①

治疗疮发背、脑疽、乳痈、附骨疽、一切无名肿毒恶疮，服之便有头不痛者，便痛已成者立愈。

真蟾酥二钱　血竭一钱　乳香一钱　铜绿二钱　轻粉五分　胆矾一钱　寒水石一钱　雄黄三钱　麝香五分　人言②五分　蜗牛三个，连壳用　蜈蚣一条，去头足

上为末，先将蜗牛研为泥，和前药为丸，如绿豆大，如丸不成，以好酒煮面糊为丸，朱砂二钱为衣，每服只用二丸，先用葱白三寸，令病人嚼烂唾在手心，男左女右，将丸药裹在葱白内，用无灰热酒三四钟送下，在避风处以厚被盖覆约人行五里之久，再吃热酒二三杯以助药力发热，大汗出为度。如汗不出，再服二丸，汗出即效。初觉者二丸即消，三五日病重者再服二丸。如疗疮走黄过心者难治，汗出冷者亦不治。如病人不能嚼葱，擂烂裹药，仍

---

① 治疗疮发背：原无，据下文内容补。
② 人言：砒霜。

以热酒吞下。疮在上，食后服；疮在下，食前服。忌生冷
水、黄瓜、茄子、油面、猪羊牛鱼等肉及一切发风等物。
妇人洗换①、狐臭犯之亦难治，如狂言妄语直视者，皆毒
气攻内不可治。

治疗疮重者

番硇砂　飞白矾　朱砂　炒枯盐<small>用纹银器皿炒至无声为度，</small>
<small>如爆再炒</small>

以上四味各等分，研极细末，将疮口用银刀、银钩或
竹刀将周围挑破，令其见血，然后将药照疮口少上一层，
不用铜铁器，上数遍后其毒作脓，立效。如红线疔，上一
次即退。忌见风并发物。走黄过心难治。此药屡多效验，
百发百中。至嘱：切不可用潮银打刀针，如疮重者上此
药，多有昏晕，无碍于事，不必惊其药。恐阴雨时多要成
水，须用磁罐收贮，施此药者功德无量。

治疗疮轻者

巴豆<small>一粒去壳</small>　饭糁②<small>三粒</small>

二味同捣极细烂，分作三分，止用一分贴患处。如太
干，不妨以米汤润之。疗未肿疼，贴两时辰即肿痛，用刘
寄奴草以五指头撮一挝③，四碗水煎一碗服，神验。随贴
随服亦可，未贴先服尤妙，垂死可治。

①　洗换：月经的讳称。
②　糁（sǎn 伞）：饭粒。
③　挝（zhuā 抓）：同"抓"。

专治无名肿毒

公猪胆_{阴干}　巴豆_{一个}

用猪胆一块，同捣烂后研香墨同入，和匀搽患处，留口，其毒自消。

乌膏药方

治一切无名肿毒痈疽，久年恶疮等症，棒疮收口，腰痛痢疾，无不效验。

大蓖麻子仁_{一百二十，敲碎}　杏仁_{一百二十，敲碎}　巴豆_{一百二十，敲碎}　生桃枝_{七寸}　生柳枝_{七寸}　生槐枝_{七寸}　榆树枝_{七寸}　川乌_{一两}　归须_{一两}　赤芍_{一两}　生地_{一两}　白芷_{八钱}　大黄_{一两}　防风_{一两}　肉桂_{七钱}　蜂房_{五钱}　羌活_{七钱}　草乌_{五钱}　黄连_{一两}　川山甲_{七钱，土炒}

以上俱切极细，用好麻油八斤浸过，春七日、夏三日、秋五日、冬九日，用文武熬至诸药焦黑浮起油面上方，捞起，滤去药渣不用，只用油。将油熬至黑色，滴水中油不散为度。又用黄丹二斤滚水飞过，火炒略黑色，将熬的油取过离火，方将黄丹入油内搅匀，再入后开香料。

乳香_{七钱}　没药_{七钱}　阿魏_{五钱}　血竭_{七钱}　龙骨_{五钱}　轻粉_{三钱}　麝香_{一钱}　冰片_{三钱}

上共为细末，入前药油内，用大柳枝不住手一顺搅匀，搅至油干为度，收用。

疥疮方

花椒　硫黄　飞白矾　槟榔　黄丹　松香

上各等分为末，调柏油①搽，香油亦可，再用银朱少许，更妙。

回生丹

专治枪刀铅子伤者，服此回生止痛。

人参八两，为末　沉香二两，为末　黄连三两，为末　当归六两，为末　黄柏五两五钱，为末　木香三两，为末　半夏二两，为末　远志二两，去心，为末　木通一两五钱，为末　知母一两五钱，为末　桔梗一两五钱，为末　甘草四两，为末　川芎二两，为末　生地三两，铜锅炒干，为末　砂仁二两，为末　朱砂二两，为末　神砂二两，为末

上二十位擂极细末，用早米擂粉，用人参二两，甘草二两，黄柏五钱，三味用瓦罐熬汤三碗，去渣，下米粉作糊为丸，分别三样，一样如带壳圆眼大，一样如去壳带肉圆眼大，一样如去壳去肉圆眼核大。伤在身上重者，服如带壳圆眼大者一丸；伤稍轻者，服如去壳圆眼大者一丸；伤在手足又轻者，服如去壳去肉圆眼核大者一丸。将丸药用蓝布包裹，敲碎含在口内，用烧酒送下；如不会饮酒，用烧酒少许对凉水送药；如无烧酒及全不会饮酒者，单用凉水送下亦可。此药止服一丸即便止痛，不可再服，忌食鸡牛羊鹅，黄酒不可饮，要忌至一百日。如伤重牙关紧闭不能吞药者，将药调好，撬开口灌下，虽至昏迷，一灌

---

① 柏（jiù 就）油：即柏脂。从乌柏籽的中果皮中所得的白色油脂。

即醒。

引路丹

川乌一两，为末　轻粉二两，为末　金星石一两，为末　甘石一两，为末　白蜡五钱，为末　冰片五钱，为末　虎骨一两，酥油炙干为末

上七味为极细末，用磁罐收贮。凡铅子伤在肉内，用绵纸作捻，从伤口探入，以纸捻抵铅子为止，将绵捻抽出，并捻上带的血水在药上滚蘸药末，仍复探进以抵铅子为止，如此四五次，使药从伤口一路直至铅子，然后约略用药四五分敷伤口上，外贴膏药。初上药时，随伤所在，或仰或侧，务使伤口向上使药行入以攻铅子，过一时辰，将伤口向下使药力拔血水，铅子必从血水而出。若伤至四五寸深者，恐绵纸捻软，则用银线裹绵纸作捻，如前探进用药，用药捻之时不可怯痛，药到伤口，痛即自止。如铅子直透而出两头有伤口者，亦用此药，两头敷上，再贴膏药以去火毒。倘铅子打入骨头夹住及在肋在肚在腰，铅子从空处下坠者血道弯曲，纸捻不能探至，急宜别法再治，不可自误。

收功散

黄连一两，为末　黄柏一两，为末　琥珀五钱，为末　珍珠五钱，为末　象皮二两，为末　血竭一两，为末　乳香一两五钱，为末赤石脂一两五钱　龙骨一两五钱，俱各为末　没药一两为末　冰片一两为末

上十二味为极细末，用磁罐收贮，封口，不可泄气。铅子出，用在伤口上，外贴膏药，每日用黄柏浸凉水洗，仍用膏药贴上，不可用热水，恐其作痒。

千金膏专治金创

远志二两五钱，去心　木通三两五钱　知母三两五钱　牛膝五两　生地七两　细辛四两　桔梗四两五钱　黄连六两　黄柏十两　当归十两　川乌七两　苍术五两　白术五两　羌活五两　南星二两　虎骨七两　半夏二两

上十味为粗末，用桐油二十八斤，下锅熬熟下药，用缸浸一日一夜，取起用绵布滤去渣，将药油下锅熬，用桃枝棍搅，以筷子①挑油在桌上提起有丝寸余许长者，即将锅取离火，用炉底十六两为极细末，徐徐撒上，桃枝搅匀，再用胎发三十个下油内同搅，仍将锅入灶，细火再熬。又取起，入银朱（炒金黄色）十六两，黄丹（炒紫色）七斤，徐徐撒上。又用白蜡十八两，黄蜡十六两，儿茶二两，金星石六两，乳香八两五钱，没药七两，象皮（铜锅炒枯干）六两，一同下锅。又用赤石脂八两五钱，甘石五两，真龙骨八两五钱，琥珀五两五钱，一同撒下搅匀。再用金箔四千张，珍珠二两五钱，撒下搅匀。又用沉香末三两，木香末三两，轻粉十六两，下锅搅匀。以纸摊药贴手背，揭起不粘者则药已成。取起微冷，再入冰片末

---

① 筷子：原作"快子"，据文义改。

一两，朝脑①十六两，撒药内搅匀，放在净地，连锅放下以去火气，收贮用。

治大麻疯奇方

按此症初得，藏于内而不见于外，或手足腿背胸腹之间略见紫色，久则遍身发出，各有根源，治法最忌刀针及酒药动气之物。医者不辨其症发何经络，一类作风就用刀针挑割，用药点敷，反引病入内矣。又有言药酒有活血之妙，殊不知酒虽引经络，能攻诸窍，其性大热，热则生痰，痰则生风，风则害人，多矣。又有医用白花蛇，夫花蛇乃最毒之物，岂不害人？且人之染症各受一经，其毒藏于五脏六腑，当徐徐而散之，何可用此毒物以致复伤眼目手足，待日后病发，虽有扁鹊亦难救矣。夫病犹锁也，药犹钥也，一锁必有一钥，一病必有一药，若有锁钥不对，焉能入其窍哉？予得斯方以治斯病，百发百中，万无一失。四时各有加减，六经传变各有经络，幸勿轻忽。

凡肝经受病，必先从四肢发起，遍身如花朵，或红白或隐现，其症在春三月、秋八月发。

凡心经受病，足底先穿眼，泪常流，身发桃红花朵。

凡脾经受病，声音则哑，身发多疮，或生湿毒遍身，如蛇皮，或如蟹爪路，黄水恶血常流。

凡肺经受病，眉毛脱落，遍体多发脊癣，面上似有

---

① 朝脑：樟脑的别名。

虫行。

凡肾经受病，口眼㖞斜，手足拘挛，遍身发大小珠块，白硬者属气为阳，软者属血为阴，名为胡桃风。

凡五脏六腑受病，不现外相，多生内热，鼻中出血，四肢无力，行动艰辛，手足瘫痪，当先看六经，经络①若明，治无不效也。

苦参一斤　白蒺藜一斤　胡麻一斤　防风四两　荆芥十两
五味俱用清水洗，有方如大枫子必致损目，勿用。

逐月加减：

正月加郁李仁五钱，白蒺藜一两。

二月加郁李仁四钱，白蒺藜八钱。

三月加郁李仁五钱，白蒺藜四钱。

四月加郁李仁四钱，白蒺藜八钱。

五月加郁李仁五钱。

六、七、八、九、十月加郁李仁八钱，白蒺藜四钱。

十一月加郁李仁六钱，白蒺藜一两。

十二月加郁李仁八钱，白蒺藜一两八钱。

各经加减：

肝经来症加连翘一两，牛黄二钱，朱砂五钱，归尾一两。

心经来症加山栀一两，连翘一两，蒺藜二两。

肺经来症加黄芩二两。

---

① 经络：原作"经经"，据文义改。

脾经来症加白术二两。

肾经来症加破故纸一两。

五脏来症加苍术一两五钱。

六腑来症加威灵仙一两，续断一两，何首乌二两。

四季加减：

春加黄连二两，夏加黄连二两，秋加白术一两五钱，冬加乌药二两。

各症加减：

面肿加白芷二两。

遍身痛加乳香四钱，没药三钱。

遍身浮肿加苍术一两五钱。

人虚弱加人参一钱，白茯二两。

骨节痛加虎胫骨二钱。

脚底肿加牛膝一两。

手足拘挛加威灵仙四两。

上部加当归一两五钱。

鼻塞加藁本三钱。

眼黄加茵陈五钱。

声音哑加桔梗八钱。

脚上穿加牛膝七钱。

眉脱加胡麻二两。

不效加郁李仁五钱。

目昏唇翻加蒺藜三两。

收功加蝉蜕三钱，藁本三钱，珍珠五钱，白芷，胎骨三钱，煅，当归一两，皂角刺一两，羚羊角三钱。

上为末，水跌为丸，桐子大，每服一百丸茶下，忌房事、油盐辛辣之物、生冷面食煎炒，如不忌，必不效也。

紫灵丹降药

能去恶肉，蜕管消腐，亦可作条任用。

朱砂　水银　皂矾二钱五分　食盐二钱五分　大硝五钱
白砒一钱五分　明矾五钱，水银与矾同研

上为末，新瓦罐一个，外用光粉涂护，俟干先将皂、明、水银、朱、砒同入罐内，向火烊片时，然后入硝盐，俟干为度，候冷，以铜盆贮水，将砖衬起于水盆中，将罐覆于砖上，用光粉固封罐口，以窖灰掩满盆心，又用乱砖护满盆口，将火砌围药罐至顶上，火下水三香为度，须旺火为妙，取起冷定，收降下之，药贮磁器中。此药蜕管去腐，其效甚速。

黄升丹

去腐生新，其药可除顽癣疥。

水银　火硝　明矾各一两　硼砂五钱

明矾与水银同研末，并前药入小罐内，用碗覆盖，但盆罐俱用新者，外用光粉封固，略晒。将秤锤压住碗底，慢火一炷香，第二香略加火，三炷香再加些火，不必太旺，候香略过半刻即取起，轻轻用鹅毛扫下，各色另贮。

若消管收敛，须用厚糊作条。此药性缓然，去旧生新，其功最妙。

十宝丹

专治结毒，看人强弱，轻重加减用之，重者用四五钱。

牛黄五分　粉霜二钱　归尾　白芷稍　乳香　没药　小丁香　槐花　雄黄　朱砂各五钱

共为末，老米饭为丸，如莱菔子大，每服五丸，日进五服，俱用土茯苓四两煎汤，加牙皂一荚，水五碗，煎三碗，一日匀作五服，共二十五丸，其灵药随症加减。

治杨梅结毒，筋骨疼痛

皆因误服轻粉等剂，或庸医用药不当，致毒气引入骨髓，随致染成此症。治用防风通圣散二十剂，作二十日服完，将药渣晒干听用。再用吊药从骨节中吊出，仍发杨梅疮一身，只在七日全好，永无后患，生子女亦无毒矣。

吊药　水银　黑铅各一两　明矾　胆矾各九钱　番打马当门子　百草霜各五钱

先将铅打成薄片，后入水银同研，不见星方入后五味，共研极细，陈香油和成丸，分作七大丸。令患者坐密室内，不可见风，将一丸再分七小丸，将香油调开搽七处：头心、两肾湾、两腿湾、两腿丫，用油纸包扎住。第一日浑身疼痛，其疮即现形，三日溃脓，四日干，五日结盖，七日盖将离肉，七日晚间将前所存二十剂药渣用水一大桶入锅熬数十沸，倾在盆内，上放板一片，令患者坐上以被围住，先熏后洗，其盖随水俱落，永无后患，再服补中益气汤数剂。忌房事、猪首、肝肠、鱼腥、一切动风及发物。

冰黄珠宝膏

专治远年杨梅结毒及一切湿毒。

白占① 黄占各一两 黄丹二钱 乳香 没药 琥珀 血竭 韶粉 白芷各二钱 牛黄 轻粉 蝉蜕各一钱 珍珠五钱 沉香五钱 麝香 冰片各五分 蜈蚣一对 菜油四两

先将油、占溶化，沸三四次，入丹三四沸，入没药、乳香、麝香、血竭、蝉蜕、蜈蚣，桃柳枝不住手搅，再入细药又搅，成珠为度。冷定即投水浸一宿，取出可用白绵纸摊贴，不过一月可愈，永不再发。忌茶。用川椒汤饮之。

生肌散

人参二两 旱三七二两 山羊心血二两 血竭一两 药珠一两 冰片三钱 石膏三钱 赤石脂五分 象皮一两 寒水石三钱 滑石五钱 血余五钱 麝香一钱

共为细末掺患处。

朱红丸

治杨梅结毒。

---

① 白占：白蜡。

槐米净五钱　归尾炒　白芷　雄黄　朱砂各三钱　真乳香去油　没药去油各二钱　牛黄五分　小丁香一钱　红粉霜五钱，制治照内科喉门

共为极细末，以三年老黄米饭为丸，如黍子大，每服一分。以土茯苓四两，牙皂一枚，水四碗，煎二碗，去渣。早晚各一服，至重者一月全愈。如疮口陷烂，以红粉霜些须，掺上膏药贴之，即生肌立愈。

仙遗散

治远年梅漏，筋骨疼痛，轻粉等毒。

土茯苓二斤，忌铁　荆芥　防风　五加皮　木瓜　白鲜皮　威灵仙各一两五钱　生地　当归酒洗　白茯　白芍炒　川芎　地骨皮　牛膝酒洗　杜仲炒　白芷　青风藤　槐花　川连各一两

上味咀，片为十剂，每一剂用水一钟半、白酒一钟同煎，在上食后服，在下食前服，其药渣可煎汤洗。初服五贴疮势觉盛，乃毒气发外，勿要疑惧。十日见效，重者须服二三十贴无妨。此药亦补元气，第一要忌房事并茶、生冷煎炒、一切动风发毒等物，只可食牯、猪好肉。

治顽癣　此药不可多用，多则起泡。愈后不发

硝二钱　明矾二钱　皂矾二钱　水银二钱　青盐二钱

用倾银大罐一只，将诸药打碎放罐内，以炭火熬干，将略小罐盖上或磁器钟盖上亦可，将赤石脂打烂，水调糊

封缝口，听用，将铜面盆盛水，中间铺砖，砖上放炭丛①火，将罐子置于火炭中炼，以线香二炷为率②，其药已升炼于磁器之底，用冷茶调抹患处，或菜油上药亦可。

臁疮隔纸膏

麻油—斤　黄占二两　黄丹炒，净，一两

入油化开，用贡川纸十层裁为方块，在油内拖过，收磁器听用。每日煎葱头汤洗患处，贴之，一日一换，一层贴过者，翻在后面，贴遍为度。

又　方

水龙骨即船上凿下油灰　龟板灰要败龟　密陀僧　乳香没药　轻粉　霜粉　飞丹　银朱　柏末

百草霜等分为末，惟百草霜减半，先以扁柏、花椒、葱头煎汤洗，后将防风磨酒，饮尽量。其药用鸡蛋油调作膏贴，每日两个。

红玉膏

治湿烂臁疮并足上恶疮，诸般疮毒，风湿，臭气难闻，杨梅漏毒，顽疮不收口者，一切俱效。

麻油　柏油各一两五钱　管仲三钱　象皮切片，五分　血余即头发，一大丸

同熬煎至发枯，去发再煎，滴水成珠，下黄丹五钱，

---

① 丛：聚集。
② 率：标准。

方下后药：朱砂五分，儿茶五分，轻粉、没药、川椒、樟脑各五分，乳香三钱五分，血竭一钱五分。上八味为末搅匀，待离火将半冷，下黄占二钱五分，杭粉一两五钱，如法熬成膏收贮。凡用火熔化摊作膏，先将椒茶汤洗净拭干，贴患处缚紧，一日一换，待血水尽，生肉如石榴子，仍旧用膏贴之，神效。

八将丹

治便毒初起者，服之痛止渐消。已成者，服之退毒脓从大便出，一应肿毒服之，悉皆消散。

川大黄一两　管仲二两，煅存性，取净末一两　斑蝥一钱，米炒黄，去翅足　大蜈蚣十条，炙黄，去头足　僵蚕炒　白芷　全蝎不去头足，焙三钱　穿山甲三钱，焙

共为细末，每用一钱，空心酒下，毒从小便出，如腻痰。至痛者一服即定，再服即消。但不可洗热浴，恐小便结滞易痛，戒之。

梅花点舌丹

乳香一钱　没药一钱　硼砂一钱　朱砂一钱　明雄七分　血竭七分　葶苈七分　沉香七分　蟾酥七分　冰片五分　麝香五分　熊胆五分　珍珠四分　牛黄八分　白梅花一钱二分

上为末，人乳为丸，如麻子大，飞金为衣，专治一切肿毒。初起者即内消，已成者易溃脓并止痛。轻者一丸含在舌下，随舌运动不可停止，恐舌下生泡，待噙化一半时

用酒送下，再嚼化一半仍用酒送下。如重者，先酒吞二丸后用一丸如前法，嚼化酒送下，或茶亦可。

治疔疮神方

朱砂　硇砂　白矾飞过　食盐用阴阳瓦煅，去盐性

上四味，各等分研为细末，和在一处，极力研匀，用磁器或银罐收贮听用。凡生此恶疔必有坏肉或锁口，定用银刀钩割去坏肉，见血敷药即效，切不可用铜铁等物，最宜忌之，忌豆腐、猪头肉、葱蒜辣物。

百效膏

治火器金刀伤，铅子入内未出，拔毒止痛消肿，去矿白膏药。

水龙骨六两，或数百年古石灰更妙，或石桥脚闸口脚灰　水粉六两，炒　川黄连五钱　龙骨二两　硼砂二两　血竭二两　柏末五钱　儿茶二两　没药一两　白石脂一两　白松脂一两　乳香一两　冰片二钱　樟脑二钱　赤石脂五钱　寒水石二两，盐泥封固，用火煅红，研为极细末

上共为末，用白蜡半斤，黄蜡半斤，真麻油一斤四两，溶化入药末，作四五次，一顺搅匀，软硬得中收用，不可太多入药末，随时用之。此膏用铜锅熬，磁器收贮，每遇患者，摊膏贴之。

校注后记

"卫生"是古代对养生的别称。古人认为养生可强身健体，若能把养生方法公之于世，则有济生之功。循此美德，本书作者"采古人之精华，汇诸家之奇秘，择其无不验者，萃而成帙"。因此，本书以"卫生"名之，当属养生保健之作。该书养治悉俱，医理通达，辨治得当，用药易取，制法详明。

一、版本调查情况

本书于清乾隆二年丁巳（1737）刊行，初刻以来未能再版，已为孤本，仅藏于中国中医科学院图书馆。鉴于此书的使用价值，2005年中医古籍出版社据中国中医科学院图书馆藏乾隆二年刻本影印出版。

在医书中，还有清代魏祖清（生卒年不详）编撰的一部书也名为《卫生编》，该书也有三卷，刻于雍正八年（1730），比石氏书早七年，系前人导引气功著作的汇辑本。上卷载太极图、坎离图、六关三脉图、内景图、醒世诗等十八篇，叙述养生之道；中卷有内养下手诀、运气法、固精法、定神法、十二段锦诀、十六段锦诀等六篇，介绍多种导引动功；下卷有静功六字却病法、调息法、小周天法、胎息指南等七篇，介绍常见的几种内养静功。石氏书为方书，而魏氏之书是专事养生之书。两书内容完全不同，属于同名异书。

二、本书主要关系人

1. 石文燡

本书作者。字右容，自署"长白"人氏。因资料缺乏，目前尚不知晓其身世。就山而论，东北有长白山，山东泰山副岳也称长白山。就府县而言，可能为今吉林省长白朝鲜族自治县。

2. 王庭

本书序文作者。字简在，自署为大兴人氏，别无所知。

三、学术价值

本书成书于清乾隆年间，正值养生理论与方法的发展、成熟期，撮其精要，主要有以下几个方面的特点：

一是医道汇通，机巧无穷。道教素以重生贵生著称，历代道门中人所著与医药养生有关的道书甚巨，尤其是明清之际，出现了许多总结性的、汇集历代道教医学精华的医学养生著作，《卫生编》就是其中之一。命门学说是道家养生理论与医学实践逐步结合的产物，书中育嗣种子之方剂均合命门相火学说，补益之方剂皆合温补学派补肾健脾的理论。作为方书，本书不以论述机理为务，但各方的制法用法都契合中医理论和药性。

二是养治悉俱，调补结合。本书从增强体质入手，以提高男女生育能力、延续种族的"补天广嗣物类有情丹"

和"九转丹"开篇，之下有治五劳七伤、延年益寿的"大成丸"，养元气、生心血、止盗汗、除遗精的"九子圆"等诸多服用方便的丸剂、药酒。对各种病证的治疗及急救手段，都以作者的经验和识断选择一至三首有速效或奇效的治方。

三是服食补养，辨证用药。养生方书着重在一个"养"字，以调养人体的气血阴阳和健全脏腑功能为出发点，用药平和，疗效持久，以补为主，祛邪以辅之，有病可扶正而祛邪，无病可却老延年。在组方特点上，多注重整体调养，药味较多，功用亦较广。在剂型上，以丸剂、膏剂、丹剂和酒剂为主，汤剂、散剂等为辅。前者具有服用方便，逐渐而持久地发挥强身、抗衰老作用的特点；后者有见效快、易于辨证用药的长处。衰老现象明显者，一般可先用后者一段时间，再用前者剂型缓图。运用补养药物以强身抗衰老，也必须做到辨证用药、因时因地因人制宜。本书在具体施药时体现了辨证论治的艺术，如"治大麻疯奇方"通过药引加减实现一方多用，鉴于某些疾病不同月份、病位在不同经络表现不一的特点，提出逐月加减、应时而别和各经加减、随证治之的方法。

四是汇聚精华，方出经典。本书所载养身之方剂具有固护正气、培补元气、固秘精气之功，使气血充和，阴阳平衡，脏腑和调而达到祛病、强身、延年的作用。很多效如桴鼓之方剂出自经典，如生子之圣药"乌龙丸"出自

《集验良方》卷二，延年益寿之"延寿瓮头春"出自《寿世保元》卷四，补虚劳之"巨胜子丸"出自《普济方》卷二二三引《德生堂方》，秘授滋阴补精种玉方出自《年希尧集验良方》卷二，男子补精壮阳之"秃鸡丸"出自《太平便览》卷三，续筋接骨之"黎洞丸"出自《医宗金鉴》卷七十五，"牛黄清心丸"出自《太平惠民和剂局方》卷一等。

五是家庭实用，制法详明。此书所载之方剂，有繁有简，繁者几十味药，但制成丸药以后，服用方便；简单者二三味药，甚至一味药。而药物也多是应手可得者，少用奇药、贵药，特别是急救之方，更是简便而随用。其中有些应季膏方，例如久嗽膏方，具有防治支饮、哮喘的功效。此方书不仅可供医生和研究人员参用，又因对方剂的制备写得详明，有些可做家庭保健，有些还可供开发保健品参考。

但是，本书所载之丹药有些含有朱砂、雄黄等矿物药，从现代养生学的角度来看，服食金丹是养生学上的一股逆流。然而不可否认的是，炼丹活动也为中医药学的发展做出了一定的贡献。某些矿物药对治疗一些外科疾病有良好的功效，这些就是炼丹家利用丹砂、水银等进行炼丹时，改进配方和制法后所得之经验。比如书中治疗痔疮、疔疮发背等中医外科疾病常用朱砂，因其有解毒防腐、生肌敛疮之功。

总 书 目

I

本　草